Specil LECTURE Series

背骨コンディショニング インストラクター教本

生涯スポーツトレーナー 技術編

公益財団法人日本健康スポーツ連盟公認
プロフェッショナル生涯スポーツトレーナー
背骨コンディショニング創始者

日野秀彦

0歳から100歳まで動ける身体をつくる

学校法人 国際学園
九州医療スポーツ専門学校

Original Message　　　　　　　　　　　　　　　　　　　　　　　　　日野秀彦

背骨コンディショニング®とは

　現代医学で、背骨の歪み（ずれ）に対して体にどういう症状が起きるかという理論はほぼありません。これに対して背骨コンディショニングでは、理論立てし実践値でさまざまな体の不具合を解消しています。なぜ可能なのでしょうか？

1、仙腸関節可動理論
　現代医学では背骨、特に仙骨は数ミリ程度しか動かないといわれてきました。これに対し背骨コンディショニングでは、仙骨が数センチ単位で動くことを発見しました。

2、神経牽引理論
　現代医学では神経がヘルニアなどで圧迫されると症状が出るとしています。背骨コンディショニングでは圧迫して症状がでるなら牽引されても症状が出ることに着目し、また、脊髄神経に関してはよほどの圧迫でなければ症状は出ず、牽引された神経の方に症状が出て**神経の伝導異常**が起きることを発見しました。さらに神経の伝導異常は痛みや痺れ・鈍麻を引き起こしたり、その先にある器官、臓器に、拘縮・滑液異常の症状を起こすことも発見したのです。

3、現代医学では症状の出た箇所を調べますが、その箇所の神経の出処の背骨は検査しません。
　背骨コンディショニングでは背骨の歪みによる神経の伝導異常が起こり、その先の器官、臓器の機能・治癒力低下、が起こると考えます。また、特に上半身と下半身を繋ぐ、唯一無二の骨である仙骨が後方に（しか変位しない、あとは斜転）変位すれば、上半身は**代償姿勢**を取らざるをえなくなり、肩関節の内旋を引き起こし、腕神経叢・指の神経の牽引・頭蓋骨の前方への重心を支える為に頚椎の1及び2番が後方に変位し（これも代償）、ここに位置する脳神経も牽引され、これらの神経支配する器官に症状がでるのも発見しました。

　そしてこの頭蓋骨を支えようとしてまた仙骨が後方に変位するという悪循環になります。そのため腰痛だからといっては腰だけ手術したり施術しても治らないのです。

　以上の状況からも、現代医学では、背骨の歪み（ずれ）に対して体にどういう症状が起きるかという理論は確立されていないのです。また、ずれている骨を負担をかけずに元に戻すことができていない事が多いのです。
　それに対して背骨コンディショニングでは、骨がずれて固まっている（メカニズムはわかりませんが、ずれのある骨の靭帯は硬くなります）ところに対して、背骨コンディショニングの3要素である、①「ROM運動®」や②ずれている背骨を矯正する（セルフ・パーソナル）③二度とずれないために筋力を向上させる。ということを行い解決を図ります。

①ゆるめる
②ずれている**背骨を矯正する**
③二度とずれないために**筋力を向上**させる

　なぜ骨がずれるか？理由は自分の体重や日

常生活の動作や運動に耐えうる筋力がないのです。これ以外の理由はありません。

では筋力をあげれば解消できるのかというと、強度・頻度・種目において効果の出せるプログラムを処方できてないことがあまりにも多いのです。

背骨コンディショニングでは実践値において必ず効果の出る筋トレのみ採用しています。

病気や体の不具合、さまざまな症状には
①薬で治すもの
②手術で治すもの
③運動で治すもの

と大きく3つに分けられますが、背骨コンディショニングで治る症状は③の運動にあたります。

「どの方法で治すのか」の判断を誤ると、治るものも決して治りません。それぞれの中でも効果のないことをいくらやっても効果はありません。効果のない運動をいくら行っても効果はなく、負担にしかなりません。

その状況は国家レベルの膨大な医療費の高騰につながり、必要な医療財源を圧迫していることにもなるのです。

背骨コンディショニングではこれらを解消すべく、理念でもあります新たな医療理論より導かれた運動と背骨矯正により、「背骨コンディショニング®」を世界に拡げ、今までの医療理論では不治・難病・治りづらかった症状で苦しむ人々に心身の真のいやしと平安が訪れるようにします。

私たちには特化したプログラムと知識と経験と実践に富む指導力があります。これを携え、自分を愛するように隣の人、特に、先ず弱きを覚えている人の気持ちになる真の愛を持つ指導者を多く輩出することにより世界に貢献し、医療の革命を推進します。

そしてエビデンスに基づき30万人以上の体の不具合を解消した（2017年現在） 新しい医療理論で「運動・背骨矯正」で体操と矯正を広めることにより

● 新しい医療理論を広める
● 「薬」「手術」「運動・背骨矯正」で治す病・症状の線引きの確立をする
● 不治・難病・治りづらかった症状を根絶し医療費の削減を達成する

を達成すべく、これを学ぶ方への指針としてこの教本を世に出すことといたしました。

「ROM運動®」(5566933号)、「神経ストレッチ®」(5566935号)、「仙骨枕®」(5904805号)は一般社団法人「背骨コンディショニング協会®」の登録商標です。

一般社団法人
背骨コンディショニング協会®
https://www.sebone-c.org/

背骨コンディショニング インストラクター教本

目次

オリジナルメッセージ　背骨コンディショニング®とは……………2

序章　背骨コンディショニング®基礎理論

背骨コンディショニングの3要素……………12
仙腸関節可動理論……………13
神経牽引論……………13
　手術危険度……………15
フィットネス基礎理論……………16
　トレーニングの3原理……………16
　5つのトレーニングの原則……………16
　超回復……………17
　筋収縮……………18
　ストレッチ……………18
　伸張反射……………18
　筋線維……………18
　最大筋力……………19
　トレーニング・サイクル……………19
　背骨コンディショニングにおけるトレーニングの目的…………19
　中・長期プログラム……………20

第1章　解剖学

人体の区分と名称……………22
　体の方向をあらわす用語……………23

全身の骨格	24
骨格の役割と分類	26
関節の可動域	28
主な体幹・下肢の骨と関節	30
脊柱・骨盤の構造	30
股関節・膝関節	31
全身の筋肉	32
主な神経と関連する病気	34
上肢・腰・仙骨の神経	34
下肢の神経	35
起始・停止・支配神経の一覧	36
背骨の歪みと病の関係	41

第2章　検査

検査　目的・種類	44
アライメントチェック（横）	45
アライメントチェック（前後）	46
腰の高さ	47
ふくらはぎを押す（内・外）	48
仙骨の横を押す	49
坐骨神経の痛点を押す	50
鎖骨の内側を押す	51
肘の外側を押す（親指側）	52
首の横を押す	53
肘の内側を押す（小指側）	54
脇腹をたたく	55

前屈する・腰を反らす	56
上体を反らす	57
腰部のすき間	58
SLRテスト（坐骨神経）	59
膝の屈曲	60
股関節の開き	61
片足ずつ上下・左右	62
首のROM3種（振り向く）	63
首のROM3種（首をかしげる）	64
首のROM3種（上を向く）	65
肩甲骨の下角を触る	66
肩の屈曲	67
鎖骨の間	68

第3章　体操

体操　はじめる前に	70
足まわし	71
片足カエル足まわし	72
うつ伏せ足たおし	73
上体たおし	74
両足カエル上体たおし	75
足乗せ上体たおし	76
足クロス上体たおし	77
肘立て糸まき	78
肘伸ばし糸まき	79
坐骨神経ストレッチ	80

腸脛靭帯ストレッチ…………………………………81
大腿神経ストレッチ…………………………………82
坐骨神経ストレッチ（椅子）………………………83
腰椎ゆりかご（椅子）………………………………84
上体ゆらし……………………………………………85
股関節ゆるめ（片膝かかえ）………………………86
股関節ゆるめ（外旋・膝曲げ伸ばし）……………87
ランジねじり（下腿内・外）………………………88
ランジねじり…………………………………………89
膝ポンプ………………………………………………90
膝タオル………………………………………………91
膝ねじり………………………………………………92
足首・足指……………………………………………93
胸開き…………………………………………………94
開脚膝たおし…………………………………………95
足かけ膝たおし………………………………………96
脇はさみ足クロス……………………………………97
首ゆるめ（首ねじり・首左右・首上下）…………98
首ねじり………………………………………………98
首左右…………………………………………………99
首上下…………………………………………………99
首ねじり（椅子）……………………………………100
首ねじり（片手補助）………………………………101
頭ころがし・首ねじり………………………………102
星状神経ストレッチ…………………………………103
胸椎上部はめ…………………………………………104
頚椎7番はめ…………………………………………105

肩こり神経ストレッチ……………………………………106
肩ゆるめ　上下・回す……………………………………107
腕つかみ肩開き……………………………………………108
手を腰　肘前後・回す……………………………………109
指組み肩まわし……………………………………………110
指組み肘伸ばし　前後・回す……………………………111
肩入れ………………………………………………………112
肘つき………………………………………………………113
外側たおし…………………………………………………114
脇つかみ……………………………………………………115
肩ねじり　前・横…………………………………………116
肩開き　おしり揺らし・膝たおし………………………117
踵つかみ肘伸ばし（椅子）………………………………118
肘クロス　回す・倒す・指反らし………………………119
手首反らし・指反らし……………………………………120
床・指ストレッチ…………………………………………121

第4章　仙骨枕

仙骨枕Rをあてる位置……………………………………124
仙骨セルフ矯正……………………………………………125
　　つま先内・外…………………………………………125
　　おしりゆりかご………………………………………126
　　両足カエル……………………………………………127
　　両足カエル開閉………………………………………128
　　仰向け平泳ぎ…………………………………………129
腰椎セルフ矯正……………………………………………130

腰を反らして膝たおし……………………………………130
　　　足かけ膝たおし………………………………………………131
　　　腰椎ゆりかご……………………………………………………132
　股関節セルフ矯正……………………………………………………133
　頚椎セルフ矯正…………………………………………………………135
　頚椎・胸椎セルフ矯正………………………………………………136
　肩ゆるめ……………………………………………………………………137

第5章　トレーニング

　トレーニング　トレーニングの目的………………………140
　トレーニングを行う前に……………………………………………140
　筋肉を効率よくつくるには！………………………………………140
　トレーニング・サイクル……………………………………………141
　バックキック……………………………………………………………142
　バックランジ……………………………………………………………143
　デットリフト……………………………………………………………144
　ニーリフト………………………………………………………………145
　レッグレイズ……………………………………………………………146
　ドンキーカーフレイズ………………………………………………147
　タオルギャザー…………………………………………………………148
　アブダクション…………………………………………………………149
　アダクション……………………………………………………………150
　ローワーバック…………………………………………………………151
　ローワーバック（椅子）……………………………………………152
　ローワーバック（斜め）……………………………………………153
　アップライトローイング……………………………………………154

ハイエルボーローイング…………………………………	155
外旋ローイング　上下……………………………………	156
外旋ローイング　開閉……………………………………	157
ワイドプッシュアップ……………………………………	158
ショルダープレス…………………………………………	159
ショルダーローテーション………………………………	160
リアデルト…………………………………………………	161
チンイン……………………………………………………	162
ネックカール………………………………………………	163
ネックカール　横向き……………………………………	164
ネックサイドベンド　頭横押え…………………………	165

制作スタッフ

モデル	堀川ゆき（ヨガインストラクター・理学療法士・慶応義塾大学 大学院健康マネジメント修士取得）
撮影	平塚修二
デザイン	野村幸布
イラスト	青木宣人
編集協力	石田昭二（日本メディア）

序章 背骨コンディショニング®基礎理論

序章　背骨コンディショニング®基礎理論

背骨コンディショニング®の3要素

1、ゆるめる

「ROM運動®」関節の可動域を広げる、神経や組織をゆるめます。

「神経ストレッチ®」神経を意識して伸ばすことで神経の伝導を改善します。

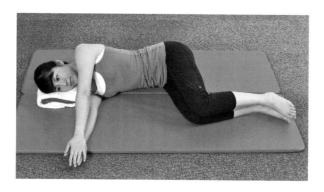

2、矯正する

背骨や関節の歪みを正しい位置に戻します。

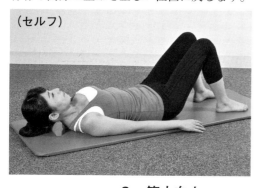
（セルフ）

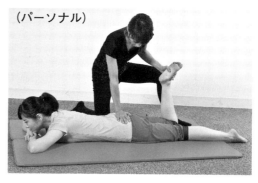
（パーソナル）

3、筋力向上

骨格が歪まないように筋力で安定させます。

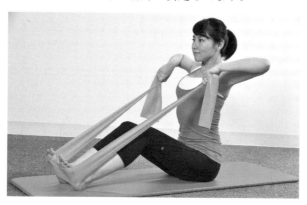

仙腸関節可動理論

　仙腸関節は不動もしくは数ミリしか動かないといわれていますが、背骨コンディショニングの運動や矯正で数センチ動くことが確認されています。左右に斜転する（傾く）か腸骨と耳状面の角度より仙腸関節は後方変位しません。この場合、腰椎の前弯が少なくなり、その分、上半身を前方に傾け、背中を丸くしてバランスをとるという代償姿勢をとることとなります。

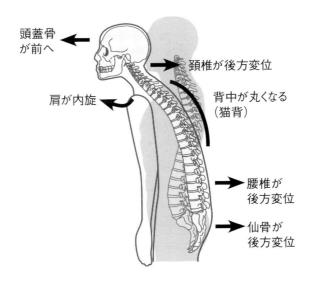

神経牽引理論

　背骨が歪むと神経は引っ張られて症状が出ます。現代医学では。神経は圧迫（押しつぶされること）によって何らかの症状が出るといわれています。これを神経圧迫説と呼びます。背骨コンディショニングでは、神経が引っ張られて伝導異常を起こすので「神経牽引理論」と呼んでいます。

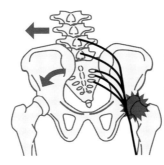

左図の場合、左に仙骨が傾き、右側の神経が引っ張られ、右側の腰から足先まで部分的か全体的に症状が出ます。

●神経の伝導異常とは

　体に何らかの症状が出ている時、神経は固く縮こまった状態になっています。この状態では正常に働かなくなるのではないかと推測されます。そのことを背骨コンディショニングでは「神経の伝導異常」と呼んでいます。伝導異常で引き起こされる症状には、神経の痛み、感覚異常・麻痺・鈍麻、しびれ・筋肉のこり・張り・関節の滑液異常・血管やリンパ管の収縮による、血行不良や浮腫み・内臓の萎縮（固くなる）・臓器の治癒力の低下などが挙げられます。背骨コンディショニングは、神経の伝導異常を起こす程ずれている骨を正しい位置に戻し、本来の治癒力を取り戻しさまざまな症状を改善することを目指します。

●背骨の歪みと神経牽引の関係

背骨の歪み	牽引される側 （症状が出る側）	備　考
右変位	左側	
左変位	右側	
右捻転	右側	
左捻転	左側	
右斜転	－	通常は、仙骨が右斜転の場合⇒腰椎が右変位→左側に症状が出る
左斜転	－	通常は、仙骨が左斜転の場合⇒腰椎が左変位→右側に症状が出る
前方変位	－	
後方変位	両側	

●脊柱管狭窄症と腰椎すべり症

①脊柱管狭窄症

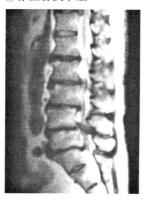

②第4腰椎すべり症

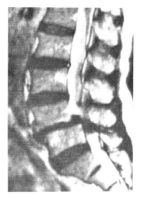

　上記の写真①は脊柱管狭窄症と診断された方のものですが、仙骨が後方に変位した為にその上の腰椎の前弯が少なくなり、狭窄している状態になっているだけではないでしょうか？。仙骨が矯正され前弯が形成されれば、狭窄症という診断はつかないでしょう。

　写真②は第4腰椎すべり症と診断された方の写真で仙骨が後方に変位して、仙骨と腰椎の5番が一緒に後方に変位して4番と5番の間がすべっているという診断がされているだけではないでしょうか？。背骨コンディショニングで仙骨の後方変位を矯正し直ぐに診察を受けてもらうと、これらの診断がつかなくなる例が多くあります。それでも仙骨を無視して腰椎、脊柱管のみの手術をすることには疑問を感じます。

手術危険度

椎間板ヘルニア（28,000人の術後患者を対象にした調査）～『腰痛は怒りである』長谷川淳史著からのデータを抜粋

死亡	0.6%	168人
感染症	0.3%	84人
神経学的合併症	0.3%	84人

脊柱固定術	%	椎弓切除術	%
死亡	0.2	死亡	0.32
固定不良	7.3	合併症	10〜15
骨採取部位の疼痛	10.8	硬膜損傷	0.32
深部感染症	1.5	深部感染症	5.91
表層部感染症	1.6	表層部感染症	2.3
深部静脈血栓症・血栓性静脈炎	3.7	深部静脈血栓症	2.7
肺塞栓症	2.2		
神経損傷	2.8		
骨移植部の突出	2.0		

カイロプラクティックによる合併症の頻度は、0.001％以下。

　上記の表のように、これらの腰部に対する手術で最悪は死亡する場合がありますし、重大な後遺症を引き起こすこともあります。またこの作者によると、手術の中でも効果が高いといわれているラブ法と保存療法を追跡調査をしたところ、1年後の改善率は手術群で90％、保存療法で61％だったものの4年後、10年後では両群に差は認められなかった。とのことです。

　つまり、死ぬかもしれない手術をした方と手術しなかった方も結果は同じということです。

　脊骨コンディショニングでは、3要素：ゆるめる、矯正する、筋力の向上を実践している方は改善率97.6％で再発もしません。

序章 フィットネス基礎理論

ルーの法則　『ヒトの器官や機能は適度に使えば発達し、使わなければ退化・萎縮し、過度に使えば障害を起こす』ルーという学者が提唱したこの法則がトレーニングの基本となる考え方です。

トレーニングの3原理
ルーの法則をより発展させたものが以下の3つの原理です。

1　オーバーロード（過負荷）の原理
　トレーニングの効果を出す為にはある一定以上の負荷で運動しなければ効果が現れないという法則です。また、いつも同じ負荷でトレーニングを行うと、体が負荷に慣れてしまいトレーニング効果はいわゆる頭打ち状態になります。楽な負荷やいつも同じ刺激を続けると効果は無いということです。

2　特異性の原理
　トレーニングの種類によって効果は特異的に現れます。競技種目でいうと、重量挙げの記録を伸ばしたいとしたら、有酸素運動をどんなに行っても記録は伸びません。競技特性や目的を考えた上で、運動中のエネルギーの使われ方や筋肉をどのような動作で鍛えるのかを考えなければトレーニング効果は望めないということです。

3　可逆性の原理
　トレーニングを行って効果が出てもずっと続くものではなく、トレーニングを止めてしまうと、体は元に戻ってしまいます。
　運動負荷に応じて可逆的にトレーニング継続中は維持されます。またトレーニングの期間が長ければ戻る期間は遅く、トレーニング期間が短ければ早くなります。

5つのトレーニング原則

1　意識性の原則
　トレーニングの内容・目的を明確にし、よく理解し、意識して取り組むことが重要です。また「どの筋肉を使ってトレーニングしているのか」を意識すると効果的になります。
　背骨コンディショニングであれば、今出ている症状があればそれを改善することに、症状が無ければコンディションの維持に意識を集中します。

2　全面性の原則
　筋力、持久力、瞬発力、敏捷性、平行性、柔軟性などの体力要素をバランスよく高めることです。筋力トレーニングについていえば、全身の筋をバランスよく鍛えることです。
　背骨コンディショニングでは、大筋群と多くの筋肉が参加する種目を優先します。

3　個別性の原則
　トレーニングの実施内容を個人にあった内容で決めるようにします。これは安全で効果を得る為に必要なことです。集団プログラムの中でも個人の性別、健康、体力、性格、運動の嗜好、運動履歴など個人の特質を考慮して行わなければなりません。

背骨コンディショニングでは、さらに症状別のプログラムを考慮して行います。

4　漸進性の原則

運動を安全に行うためには、トレーニングの量や強度、種目の難易度は、段階的に増やしていくかまたはレベルアップさせていくことが重要です。これが漸進性の原則です。また、いつまでも同じ強度の繰り返しではそれ以上の向上は望めません。定期的なプログラムの再検討が重要になります。

背骨コンディショニングの筋トレでは、2ヵ月毎に強度や秒数を変えて行います。

5　反復性・周期性の原則

運動プログラムは、1回で効果が得られるという即効性のものではありません。運動効果は、ある程度の期間、規則的に適度な頻度で繰り返し行うことによって得られるものです。

背骨コンディショニングでは100歩先を見て1歩先のメニューを示します。

超回復

最大挙上重量の50％以上で筋トレを行うと筋肉の繊維＝ミオシン・アクチンフィラメントが破壊され、休養を取っている間に破壊前の状態に回復し筋力が高まるといわれています。これを「超回復」と呼びます。したがって、トレーニング効果をあげていくには、次回のトレーニングをこの超回復を起こした時点をとらえて行います。もし回復していない時点でトレーニングを行うと、破壊され続け筋断裂などを引き起こす可能性もありますし、筋力は低下していきます。

この回復時間は筋肉によって変わります。オールアウトしてからの回復時間では、大きな筋群の大殿筋や脊柱起立筋では100時間ほど、前腕筋群、下肢の筋群、腹直筋では24時間、他では50時間程度といわれています。これに合わせて筋トレのメニューを組み立てます。また、週1回のトレーニングではちょうど元の水準に戻るタイミングとなり、現在の筋力を維持できるといわれています。

筋収縮

- **等尺性筋収縮（アイソメトリクス・コントラクション）**
  筋肉が長さを変えずに力を発揮する様式の収縮。関節の角度を一定に保ったまま重りを支える状態。

- **短縮性筋収縮（コンセントリック・コントラクション）**
  筋肉が縮む過程（ポジティブ）

- **伸張性筋収縮（エキセントリック・コントラクション）**
  筋肉が伸びる過程（ネガティブ）

ストレッチ

- **スタティック（静的）ストレッチ**
  筋を伸張した状態で止めて30秒ほど保持する。

- **ダイナミックス（動的）トレッチ**
  伸張したい筋の拮抗筋を収縮させることにより、対象の筋を弛緩させる。

- **バリスティック（動的）ストレッチ**
  反動をつけて筋を伸張させる。ダイナミックストレッチの一種。

- **PNFストレッチ（Proprioceptive Neuromuscular Facilitation 固有受容性神経筋促通法）**
  体の至るところにある感覚受容器が刺激を受けることで神経や筋の反応を促進、機能を向上させる。

伸張反射

筋肉の内部には、筋紡錘という伸縮状態を感知する受容器がある。筋肉の長さに反応し、筋肉の損傷が危ぶまれるほど大きく伸張されると、脊髄に刺激を送って筋を短縮させるという保護作用が発生します。この伸張反射は、特に速いスピードで筋肉が引き伸ばされようとすると容易に起こります。

筋線維

収縮形式により遅筋線維と速筋線維に分けられます。

- **遅筋線維　ST（Slow Twitch Fiber）**
  収縮が遅く疲労し難い。別名、赤筋。

- **速筋線維　FT（Fast Twitch Fiber）**
  収縮が早く疲労し易い。別名、白筋。

代謝特性により3種類に分類されます。

- **SO（Slow Oxdatine Fiber）**
  遅筋線維で収縮速度が遅く、持久力に優れています。エネルギー源は、主に有酸素機構。

- **FG（Fast-Grycolytic Fiber）**
  速筋線維で収縮速度が速く、発揮する張力も大きいが、疲労し易い。エネルギー源は、主に非乳酸性、乳酸性機構。

- **FOG（Fast Oxdatine Grycolytic Fiber）**
  FG線維とSO線維の両方の特性を持っている。収縮速度も速く、持久力もある。

最大筋力

1回しか繰り返すことができない重量のことです。筋力トレーニングで、10回しか繰り返すことができないような負荷をかける時には速筋線維が動員されるのでこうしたトレーニングは、以下の2つの効果が期待できます。

1　骨が歪まないように支える筋力をつける
2　神経の伝導異常を改善させる

最大挙上重量の目安

%RM	100%	95%	93%	90%	87%	85%	80%	77%	75%	70%	67%	65%	60%	60%以下
反復回数	1回	2回	3回	4回	5回	6回	8回	9回	10回	12回	15回	18回	20回	20回以上

［補足］

・仙骨が後方に変位する運動

　特に殿筋が低下している人の場合は、腹圧がかかると仙骨や腰椎が後方に変位しやすくなります。例えば、仰向けで両足を伸展するレッグレイズやこの形で上半身を起こすVシットアップなど、行っていて腰に痛みが出る場合は中止をしてください。

トレーニング・サイクル

疾病の改善や健康づくりのための運動プログラム作成に関しては、特別に「運動処方」という言い方をします。それをふまえ背骨コンディショニングでも「運動処方」と言っております。

検査 ⇒ 評価 ⇒ カウンセリング ⇒ 処方 ⇒ 実施
　　　　　　　　　　　　　　　　↑ 微調整 ↓

背骨コンディショニングにおけるトレーニングの目的

　パーソナル運動処方を考える時に、背骨コンディショニングは、骨や関節の歪みによる神経の伝導異常を改善して治癒力を元の状態にする為の処方を組み立てるというサイクルに沿ってプログラミングしていきます。

　通常の運動プログラムの検査では、身長、体重、形態測定、血圧、心拍数、最大酸素摂取量、最大挙上重量、敏捷性や心電図、血液検査を入れる場合もあります。が、背骨コンディショニングでは神経の痛点検査により、痛ければ、評価は伝導異常があり、アライメント検査と合わせて骨や関節のずれから原因を探っていきます。そして、その方へのカウンセリングによる自覚症状や改善したい要求、運動履歴などから百歩先をみて一歩目の運動処方をします。そうして実施し、また聞き取りを行い、処方の修正をかけていく。というサイクルを繰り返していきます。

　これを集団に対して行う場合は、多くの方に異常ありの検査結果が出た部位に対しての処方を行い、中間で再度検査を行い、結果によっては他の種目を入れるなどの微調整を行います。

中・長期プログラム

トレーニングの頻度　2～3回／週間（2～3日おき）

	期間	バンドを引っ張る ポジティブ	キープ	戻す ネガティブ	回数		
基礎トレーニング BASIC 最大筋力の70～75%	10週間＝2ヵ月	2秒	3秒	2秒	10回×3セット	10週間＝2ヵ月	6ヵ月（6ヵ月毎に繰り返す）
バルクアップ（筋肉増大）トレーニング BULK UP 最大筋力の80～85%	1～2週目	4秒		2秒	6～8回×2～3セット	10週間＝2ヵ月	
	3～4週目	6秒			6～8回×1～2セット		
	5～6週目	8秒					
	7～8週目	10秒			6～8回 1セット		
	9～10週目	12秒					
パワートレーニング POWER 最大筋力の80～87%	1～2週目	1秒		1秒	6～8回×3～4セット	10週間＝2ヵ月	
	3～4週目				5回×5セット		
	5～6週目						
	7～8週目				5回×6セット		
	9～10週目						

＊・ポジティブ……筋肉が縮みながら力を発揮する局面（短縮性筋収縮）
　・ネガティブ……筋肉が伸ばされながら力を発揮する局面（伸張性筋収縮）
　・キープ……筋肉が縮んだ状態で、動作を起こさず力を発揮する局面（等尺性筋収縮）

● エネルギー消費

人の1日のエネルギー消費量は3つで構成されています。

1　基礎代謝（約60～70%）
　生命を維持するのに必要な最小のエネルギー量。

2　生活活動代謝（約20～30%）
　日常生活や運動などの活動で利用されるエネルギー量。

3　食事誘発性熱産生（約10%）
　食事をする際に起こるエネルギー消費量。

　消費エネルギー量より摂取エネルギー量が上回ると、余ったエネルギーは脂肪として蓄積されます。体脂肪1kg=7000kcalなので、この差が7000kcalになった時点で、理論上は脂肪が1kg増えることになります。

　そもそもなぜ骨がずれるか？というと支える筋力が弱い。もしくは筋力バランスが悪い。それ以外の理由はありません。
　勿論、背骨コンディショニングの3要素である、ゆるめる、矯正で、その場では原因を治し、神経の伝導の回復をねらえます。が、支える筋力が無ければまた元の状態に戻ります。要するに、ゆるめたり矯正してこれ以上症状が悪くならないようにして筋肉がつくのを待つ。これに集約されます。

第1章 解剖学

人体の区分と名称

第1章 解剖学

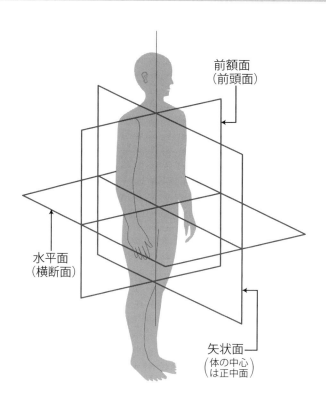

前額面（前頭面）

水平面（横断面）

矢状面（体の中心は正中面）

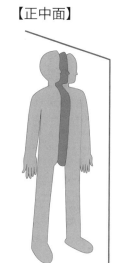

【正中面】

体の中心を通り、左右に２等分する垂直の面

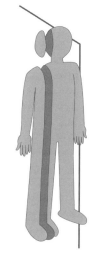

【矢状面】

体を左右に分ける正中面に平行な全ての垂直面

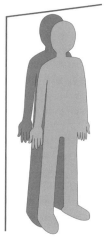

【前額面】

体を前後に分ける垂直面

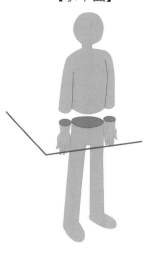

【水平面】

地面に平行に切った面

体の方向をあらわす用語

1. 解剖学的正位（基本姿勢）

・腰を伸ばして真っ直ぐ立つ
・上肢（腕と手）は体の左右に真っすぐおろす
・下肢は膝を伸ばし、左右の足のつま先は前方を向いている
・顔は真っ直ぐ前に向ける
・手掌（手の平）を表面に向ける

● 上下
頭がある方が上、足がある方が下。上を頭側、下を尾側ともいう

● 左右
観察される人から見た左右となる。医師と患者が向かい合っている場合は、医師から見て右は患者の左半身をさす

● 前後
顔が向いている方が前、背部の方が後。前を腹側、後を背側ともいう

● 内側と外側
体の正中面に近い方を内側、遠い方を外側

● 近位と遠位
上肢、下肢では体幹に近い方を近位、遠い方を遠位。血管については心臓に近い方を近位、消化管では始まりに近い方を近位、末梢神経については脳に近い方を近位という

● 尺側と橈側
解剖的正位をとると、尺骨が内側、橈骨が外側に来る。尺骨側を尺側、橈骨側を橈側という

● 脛側と腓側
解剖学的正位をとると、脛骨が内側、腓骨が外側に来る。脛骨側を脛側、腓骨側を腓側という

● 掌側と背側
手の平の側を掌側、手背の側を背側という

● 底側と背側
足の裏の側を底側、足の甲側を背側という

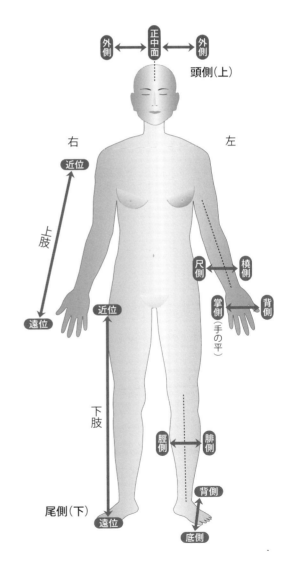

全身の骨格

第1章 解剖学

人体には大小さまざまな骨があり、これらが互いに連結して骨格をつくっています。数に個人差がある尾骨や種子骨のほか、成長とともに癒合してひとつとなる骨があるため、その数は一定ではありませんが、一般的な成人ではおよそ206個（幼児で約300個以上）といわれています。

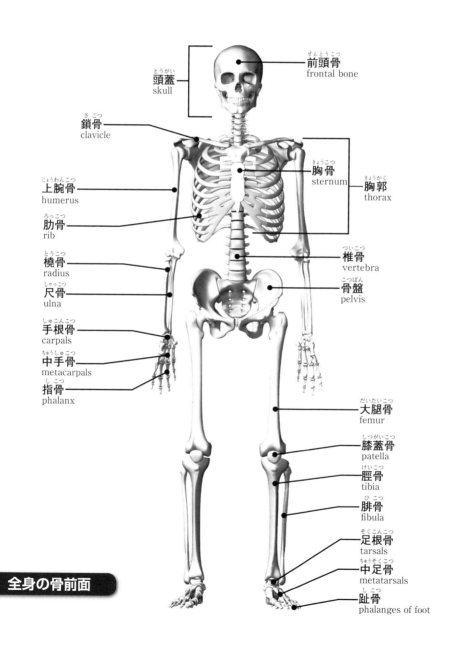

全身の骨前面

全身の骨格の大別

頭蓋	一般的には「ずがい骨」といわれる骨。脳を外傷から守る6種類の「脳頭蓋」と、骨格をかたどっている9種の「顔面頭蓋」からなっている。
胸郭	体幹の上半分に位置し、心臓や肺などの保護をする。12個の胸椎と、それぞれの胸椎につく24本の肋骨、胸の中央に位置する胸骨で構成される。
脊椎	脊柱を構成する椎骨で、頚椎7個・胸椎12個・腰椎5個の24個と仙椎・尾椎からなる骨格。
上肢	人間の腕や手、上腕・前腕を含めていう。鎖骨・肩甲骨・上腕骨・橈骨など32個で構成される。
骨盤	下腹部の臓器や器官をを守り、自由下肢を支える。左右の寛骨、中央の仙骨、その下の尾骨で構成される。
下肢	股関節から先の脚全体。大腿骨・脛骨・足の骨など31個で構成される。

＊頭蓋にあるいくつかの骨と脊椎以外は、すべて左右一対となっています。

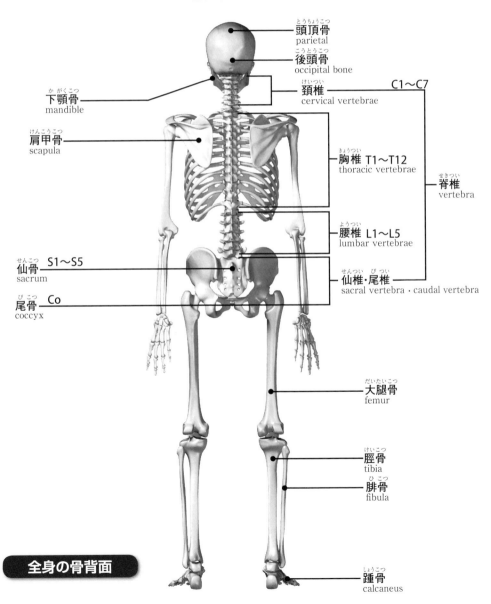

全身の骨背面

第1章 解剖学

骨格の役割と分類

| 役 割 | ・体を支える ・臓器を保護する ・運動をさせる ・カルシウムを貯える ・血液をつくる |

1．骨の役割

❶**体の支持** 体重を支え、身体の姿勢を保つ。
◆脊椎・下肢の骨
❷**臓器の保護** 脳や心臓、肺などの臓器を外部の衝撃から守る。
◆頭蓋（脳の保護）脊柱（脊髄の保護）
肋骨（胸部内臓の保護）骨盤（骨盤内臓の保護）
❸**体を運動させる** 関節を構成、付着する筋肉の収縮によって運動をおこす。
◆四肢の骨（肩関節・肘関節・手関節・股関節膝関節・足関節）
❹**カルシウムの貯蔵** 体内のカルシウムの99％は骨に含まれ、血液や細胞内のカルシウムが不足すると骨から溶け出す。
❺**造血機能** 骨の内部の骨髄のうち赤色骨髄は造血機能をもつ。ちなみに、造血機能を停止した骨髄を黄色骨髄という。
◆腸骨・胸骨などの扁平

2．骨の形による分類

❶**長骨** 縦に長く、両端の骨端は太くなってほかの骨と関節をつくる。骨幹の中は空洞で管状になっているため、「管状骨」とも呼ばれる。
◆上腕骨・橈骨・尺骨・大腿骨・脛骨・腓骨
❷**短骨** 骨の長軸と短軸にあまり差がないブロック状の短い骨で、骨頭や骨幹の区別がつかない。複数の短骨が集まって運動性は乏しいが強く弾性をもつ骨格をつくる。
◆手根骨・足根骨
❸**扁平骨** 扁平で、薄い板状の骨。頭蓋冠をつくっている。
◆前頭骨・頭頂骨・後頭骨・肋骨
❹**不規則骨** 形が不規則で、長骨、短骨、扁平骨に分類されない骨。
◆椎骨・顔面・頭蓋
❺**含気骨** 外界と通じ、空気が入る空洞をもつ。副鼻腔を構成する骨に見られ、これによって骨を軽量化している。
◆前頭洞・上顎洞・篩骨洞
❻**種子骨** 腱などの中に存在し、その腱が接する骨との摩擦を緩和する。関節面は関節軟骨におおわれる。手、足に多く見られる。
◆膝蓋骨

形による分類の実例

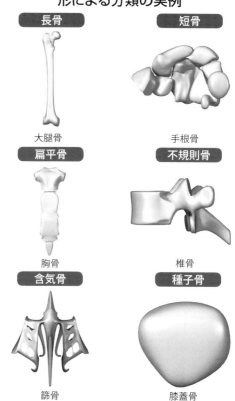

長骨　大腿骨
短骨　手根骨
扁平骨　胸骨
不規則骨　椎骨
含気骨　篩骨
種子骨　膝蓋骨

3. 形状による関節の分類

関節は一説には全身で約350個あるといわれています。とくに複雑な動きをする手足におよそ6割が集中しています。運動可能な関節は「骨の数」や「運動軸」「形状」によって分類されます。

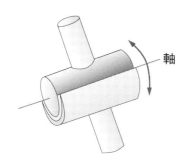

蝶番関節

腕尺関節・指節間関節

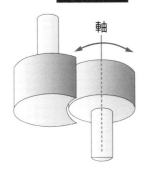

車軸関節

上下橈尺関節・正中環軸関節

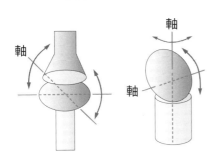

楕円関節　　　　**顆状関節**

橈骨手根関節　　　膝関節・顎関節
環椎後頭関節　　　距離骨下関節

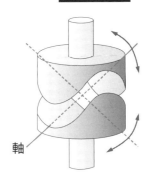

鞍関節

胸鎖関節・
母指手根中手関節

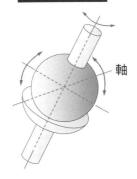

球(臼)関節

球関節・肩関節　臼関節・股関節

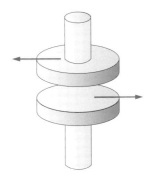

平面関節

椎間関節・肩鎖関節

関節の可動域

第1章 解剖学

　体の各関節が、障害などが起きないで生理的に運動することができる範囲（角度）を関節可動域といいます。つまり、屈伸運動や体をひねる動作を行ったときに、運動の起点となった関節が最大限に動く範囲のことです。0度から180度まで、可動域は関節を取り巻く筋肉や靱帯、腱、関節包の具合によって決まり、そのため人により異なります。

　この関節運動には、関節の動く基本的方向によって名前がつけられています。これらは「腕を伸ばす」「膝を曲げる」などの日常的な表現とは異なり、一定のルールにもとづいてつけられた専門用語で、世界共通です。

1．基本的関節運動の方向

- **屈曲**　関節を伸ばした状態から、関節を中心に一方の骨を回転させて、骨同士の角度を小さくする運動（0度〜180度）
- **伸展**　屈曲した状態から、関節を伸ばして、骨同士を0度に近づける運動
- **外転**　前額面で、四肢を体側または体の中心線から離す運動。手指・足趾では中指・中趾から離れる運動
- **内転**　前額面で、四肢を体側または体の中心線に近づける運動。手指・足趾では中指・中趾に近づける運動
- **外旋**　骨を中心軸として前方から外方に回す運動
- **内旋**　骨を中心軸として前方から内方に回す運動
- **回外**　前腕で肘を曲げて手の平を上方に向ける運動
- **回内**　前腕で肘を曲げて手の平を下方に向ける運動
- **回旋**　屈曲・伸展・外転・内転が組み合わさって行われる回転運動

　このほか、首・肩・肘・膝・股など各部位の運動と拳上・下制、背屈・掌屈、橈屈・尺屈、前屈・後屈・側屈、内反・外反などがあります。

2．可動域を測る方法

　手の平を前に向けた気をつけの姿勢で直立したときの各関節の肢位を0度として、この基本肢位から関節運動をしたときのその結果を度数で表します。

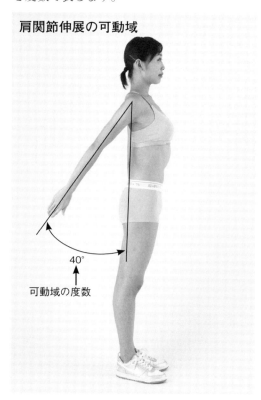

肩関節伸展の可動域

40°　可動域の度数

3. 代表的な関節運動

肩関節

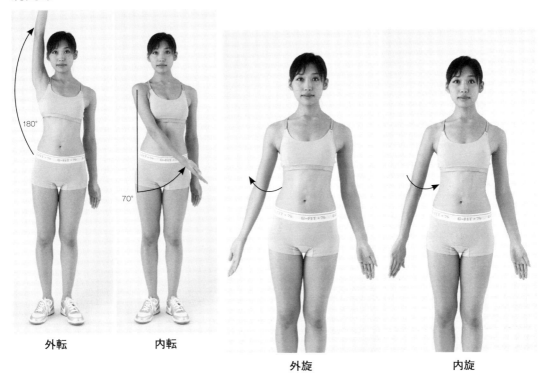

外転　　　内転　　　　　　外旋　　　内旋

肘関節

前腕

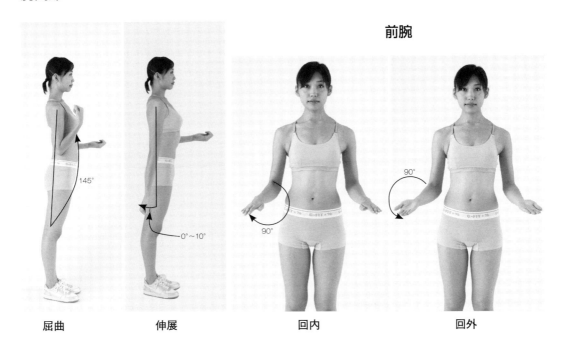

屈曲　　　伸展　　　　　　回内　　　回外

第1章 解剖学

主な体幹・下肢の骨と関節

脊柱・骨盤の構造

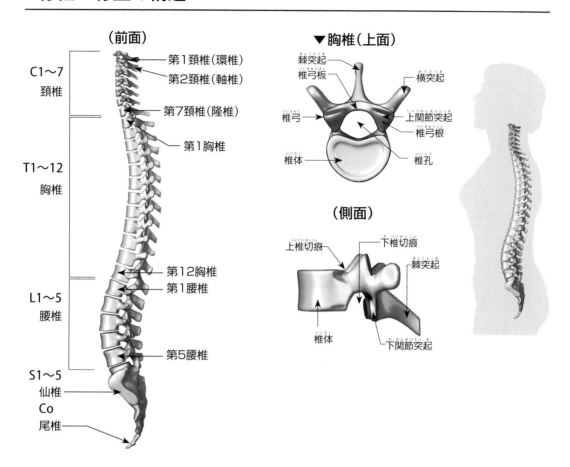

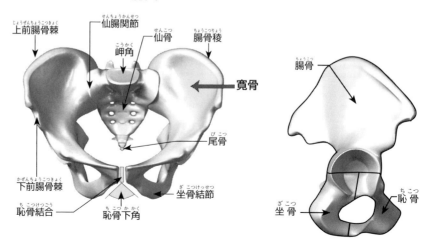

股関節・膝関節

● 股関節と仙腸関節

● 骨盤と股関節の靱帯（骨盤後面）

（股関節の前面）

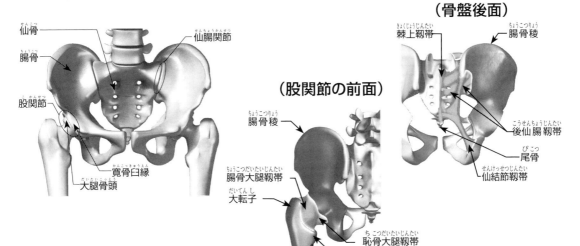

● 膝関節

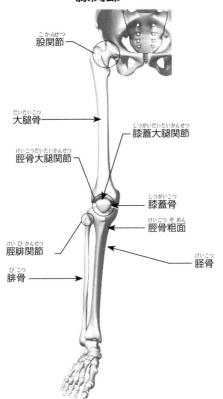

● 膝の伸展メカニズム

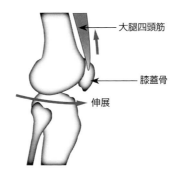

● 右膝関節外側面の靱帯

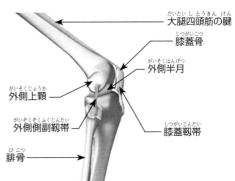

第1章 解剖学

全身の筋肉

人体には、大小合わせて約650個以上もの筋肉があるといわれています。一般的に筋肉と呼ばれるものは、筋細胞が集まった骨格筋をいいます。骨格筋のはたらきは、収縮、弛緩することで体を動かします。

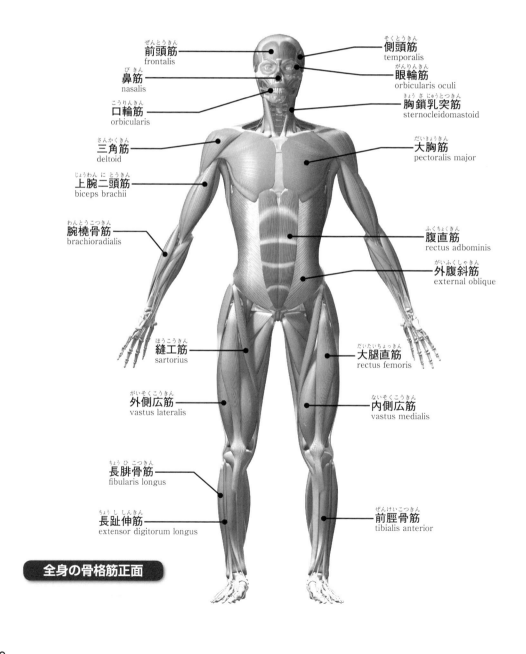

全身の骨格筋正面

各部位を動かす主な筋

頭部・頸部を動かす筋	側頭筋・胸鎖乳突筋・斜角筋・表情筋
上肢を動かす筋	三角筋・僧帽筋・大胸筋・肩甲挙筋・広背筋 上腕二頭筋・手の筋
体幹を動かす筋	腹直筋・外腹斜筋・頭板状筋・腰方形筋・多裂筋
下肢を動かす筋	大殿筋・大腿二頭筋・腸腰筋・薄筋・足の筋
眼を動かす筋	上眼瞼挙筋・上直筋・上斜筋・外側直筋 内側直筋・下斜筋・下直筋

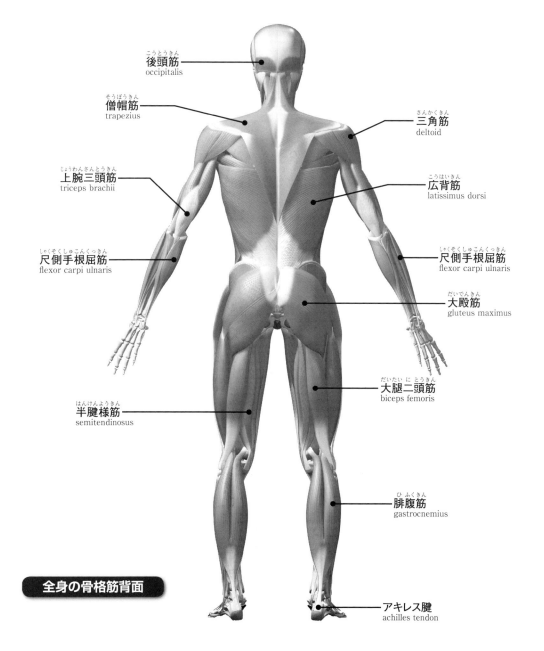

全身の骨格筋背面

主な神経と関連する病

第1章 解剖学

上肢・腰・仙骨の神経

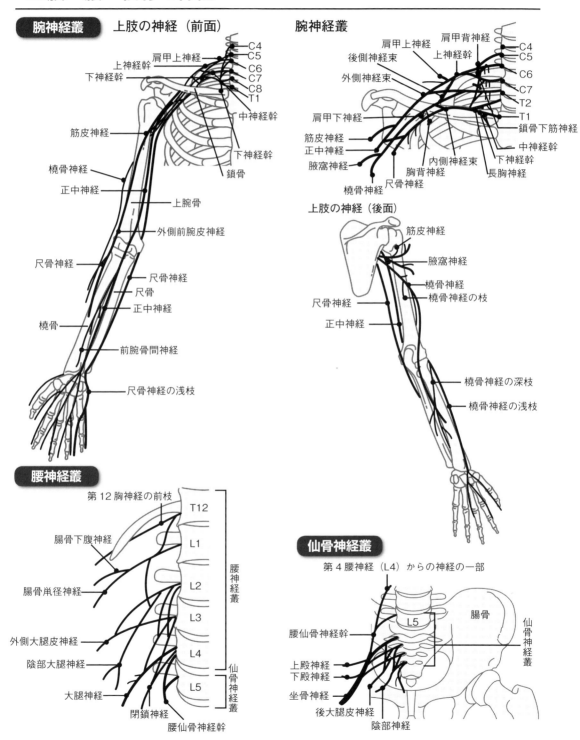

下肢の神経

下肢の神経（前面） 　　　下肢の神経（後面）

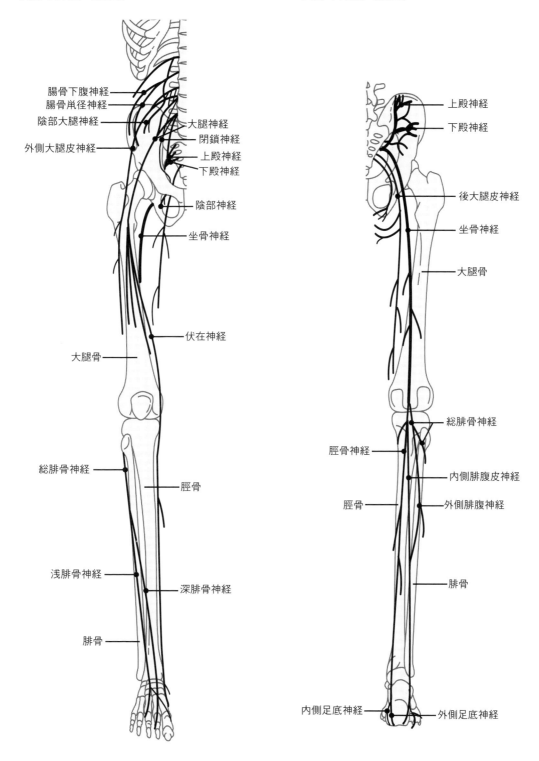

起始・停止・支配神経一覧

筋　名	起　　　始	停　　止	支配神経
頚部の筋			
胸鎖乳突筋	胸骨の柄上縁、鎖骨の内方の3分の1	側頭骨乳様突起	副神経・頚神経叢
前斜角筋	C3〜C6頚椎の横突起前結節	第1肋骨の前斜角筋結節	頚神経叢
中斜角筋	C2〜C6頚椎の横突起	第1肋骨鎖骨下動脈溝の後方	頚神経叢
後斜角筋	C4〜C6頚椎の横突起後結節	第2肋骨の上面	頚神経叢
咬筋	浅部：頬骨弓前部から中部 深部：頬骨弓中部から後部	下顎骨の外面	下顎神経 (三叉神経の下顎枝)
側頭筋	側頭骨の側頭窩、側頭筋膜の内面	下顎骨の筋突起	下顎神経 (三叉神経の下顎枝)
外側翼突筋	上頭は蝶形骨、下頭は上顎骨	下顎骨の翼突起筋窩	下顎神経 (三叉神経の下顎枝)
内側翼突筋	蝶形骨、上顎骨	下顎骨内側面の翼突筋粗面	下顎神経 (三叉神経の下顎枝)
上肢帯の筋			
前鋸筋	第1〜第8肋骨、第9肋骨の外側面中央部	肩甲骨内側縁肋骨面	長胸神経
小胸筋	第3〜第5肋骨の前面	肩甲骨の烏口突起	胸筋神経
鎖骨下筋	第1肋骨上面の肋軟骨接合部	鎖骨中央部下窩	鎖骨下筋神経
肩甲挙筋	C1〜C4の横突起	肩甲骨の上角・内側縁の上部	肩甲背神経
小菱形筋	C6〜C7の棘突起、もしくはC7・T1	肩甲骨の内側縁上部	肩甲背神経
大菱形筋	T1〜T4の棘突起、もしくはT2〜T5	肩甲骨の内側縁下部	肩甲背神経
僧帽筋	上部：後頭骨上項線、項靭帯	鎖骨D外側部	副神経と頚神経叢
	中部：T1〜T6の棘突起、棘上靭帯	肩甲骨の肩峰	
	下部：T7〜T12の棘突起、棘上靭帯	肩甲骨の肩甲棘	
肩関節の筋			
大胸筋	鎖骨部：鎖骨の内側半分	上腕骨の大結節稜	前胸神経
	肋骨部：第1〜第6肋骨の肋軟骨		
	腹部：外腹斜筋の腱膜		
広背筋	T6〜L5の棘突起、仙骨、腸骨	上腕骨の小結節稜	胸背神経
	第9〜第12肋骨		
三角筋	前部：鎖骨の外側部端1／3	上腕骨の三角筋粗面	腋窩神経
	中部：肩甲骨の肩峰		
	後部：肩甲骨の肩甲棘下縁		

筋　名	起　　　始	停　　止	支配神経
棘上筋	肩甲骨の棘上窩の内側	上腕骨大結節の上端	肩甲上神経
棘下筋	肩甲骨の棘下窩	上腕骨の大結節	肩甲上神経
小円筋	肩甲骨の外側縁・下角	上腕骨大結節の後部	腋窩神経
大円筋	肩甲骨外側縁・下角	上腕骨小結節稜	肩甲下神経
肩甲下筋	肩甲骨の肩甲下窩	上腕骨の小結節	肩甲下神経
烏口腕筋	肩甲骨の烏口突起	上腕骨中部の内側縁	筋皮神経
上腕・前腕の筋			
上腕二頭筋	長頭：肩甲骨の関節上結節	長頭　橈骨粗面	筋皮神経
	短頭：肩甲骨の烏口突起	短頭　橈骨粗面	
上腕筋	上腕骨の遠位3分の2前面	尺骨の粗面	筋皮神経
上腕三頭筋	長頭：肩甲骨の関節下結節	尺骨の肘頭	橈骨神経
	外側頭：上腕骨の後面		
	内側頭：上腕骨の中～下後面		
肘筋	上腕骨の外側上顆の後面	尺骨の肘頭外側面	橈骨神経
腕橈骨筋	上腕骨外側、下部	橈骨の茎状突起	橈骨神経
円回内筋	上腕骨内側上顆、尺骨鉤状突起	橈骨の中央外側面	正中神経
回外筋	上腕骨外側上顆、尺骨の回外筋稜	橈骨の外側面近位部	橈骨神経
方形回内筋	尺骨前面の遠位4分の1	橈骨前面の遠位4分の1	正中神経
橈側手根屈筋	上腕骨内側上顆	第2および第3中手骨底	正中神経
尺側手根屈筋	上腕骨内側上顆、尺骨近位後面	豆状骨、豆中手靱帯、第5中手骨	尺骨神経
長掌筋	上腕骨内側上顆	手首の屈筋支帯、手掌腱膜	正中神経
浅指屈筋	上腕骨の内側上顆、尺骨粗面、橈骨外側	第2～第5指骨の中節骨の両側	正中神経
長橈側手根伸筋	上腕骨の外側縁	第2中手骨の骨底背側	橈骨神経
短橈側手根伸筋	上腕骨の外側縁	第3中手骨の骨底背側	橈骨神経
尺側手根伸筋	上腕骨外側上顆、尺骨後縁中央4分の2	第5中手骨の骨底背面	橈骨神経
小指伸筋	上腕骨外側上顆	小指の中・末節骨	橈骨神経
長母指伸筋	前腕骨間膜、尺骨中央背面	母指背側末節骨の底部	橈骨神経
長母指外転筋	橈骨と尺骨の背面骨間膜	第1中手骨底外側	橈骨神経
母指対立筋	大菱形骨、屈筋支帯	第1中手骨橈側縁	正中神経

筋 名	起　　始	停　止	支配神経
胸最長筋	腰腸骨とともに、仙骨の背面とL1～L5の横突起	内側尖はL1～L3の副突起、胸椎の横突起、外側尖は全肋骨の肋骨角と肋骨結節の間	胸神経・腰神経
胸腸肋筋	第7～第12肋骨の肋骨角内側	第1～第6肋骨の肋骨角	胸神経
腰腸肋筋	腸骨の腸骨稜、仙骨の背面	第5～第12肋骨の肋骨角の下縁	胸神経・腰神経
頭半棘筋	C7、T1～T7の横突起、C4～C6の関節突起	後頭骨の上項線と下項線の間	頚神経
頚半棘筋	T2～T6の横突起、C4～C6の関節突起	C2～C5頚椎の棘突起	頚神経・胸神経
胸半棘筋	T5～T11の横突起	T1～T4、C5～C7椎骨の棘突起	頚神経・胸神経
多裂筋	C4～C7の関節突起、胸椎の横突起、腰椎、仙骨、腸骨	2から4個上方の椎骨の棘突起	頚神経・胸神経
回旋筋	椎骨の横突起	1から2個上方の椎骨の棘突起	頚神経・胸神経・腰神経
胸部の筋			
外肋間筋	第1～第11肋骨の下縁と肋骨結節	第2～第12肋骨の上縁	肋間神経
内肋間筋	第1～第11肋骨の内面の縁、肋軟骨	第2～第12肋骨の上縁	肋間神経
上後鋸筋	C6～T3椎骨の棘突起	第2～第5肋骨	肋間神経
下後鋸筋	T11～L2椎骨の棘突起	第9～第12肋骨	胸神経
腹部の筋			
横隔膜	胸骨部は剣状突起、肋骨部は第7～第12肋骨・肋軟骨の内面腰椎部はL1～L3内側と外側	腱中心	横隔神経
腹直筋	恥骨の恥骨稜、恥骨結合前面	第5～第7肋軟骨、剣状突起、肋剣靭帯	肋間神経
外腹斜筋	第5～第12肋骨の外面	腸骨稜の外唇前半、鼠径靭帯、腹直筋鞘前葉	肋間神経
内腹斜筋	腸骨筋膜、腰筋膜	第10～第12肋骨の下縁、腹直腱鞘	肋間神経・腰神経
腹横筋	第7～第12肋軟骨、腰筋膜、鼠径靭帯、腸骨稜	剣状突起、白線、恥骨	肋間神経・腰腸骨鼠径神経・腸骨下腹神経
腰方形筋	腸骨稜、腸腰靭帯	第12肋骨、L1～L4腰椎の横突起	胸神経・腰神経
下肢帯の筋			
腸骨筋	腸骨筋	大腿骨小転子	腰神経叢
大腰筋	T12、L1～L5椎体、椎間板、腰椎の肋骨突起	大腿骨小転子	腰神経叢
小腰筋	T12、L1の椎体外側面	腸恥隆起と付近の筋膜	腰神経叢
大殿筋	腸骨翼後部、仙骨・尾骨外側縁、仙結節靭帯	腸脛靭帯、大腿骨殿筋粗面	下殿神経
大腿筋膜張筋	腸骨の上前腸骨棘、腸骨稜	腸脛靭帯を介して脛骨外側	上殿神経
中殿筋	腸骨翼外面（前殿筋線後殿筋線の間）	大腿骨大転子外側面	上殿神経

筋名	起始	停止	支配神経
小指対立筋	有鉤骨の鉤	第5中手骨尺側縁	尺骨神経
短母指伸筋	橈骨背面、骨間膜	母指の基節骨底背側	橈骨神経
短母指屈筋	大・小菱形骨	母指の基節骨底	正中神経・尺骨神経
背部の筋			
頭板状筋	C7、T1〜T3椎骨の棘突起・項靱帯	側頭骨の乳様突起、後頭骨の上項線	頚神経
頚板状筋	T3〜T6までの棘突起	C1〜C3の横突起後結節	頚神経
頚棘筋	C7、T1〜T2の棘突起	C2〜C4の棘突起	頚神経
胸棘筋	L1〜L2、T11〜T12の棘突起	T1〜T8の棘突起（T4までのこともある）	胸神経・腰神経
頚最長筋	T1〜T5の横突起	C2〜C6の棘突起	胸神経・腰神経
小殿筋	腸骨翼外面（前殿筋線後殿筋線の間）	大腿骨大転子	上殿神経
梨状筋	仙骨前面、腸骨	大腿骨大転子	坐骨神経叢
内閉鎖筋	閉鎖膜の内面	大腿骨転子窩または大転子	仙骨神経叢
外閉鎖筋	閉鎖膜の内面	大腿骨転子窩	閉鎖神経
上双子筋	坐骨棘	大腿骨大転子	仙骨神経叢
下双子筋	坐骨結節	大腿骨大転子	仙骨神経叢
大腿方形筋	坐骨結節	大腿骨の転間稜	仙骨神経叢
大腿の筋			
恥骨筋	恥骨櫛	大腿骨恥骨筋線内側唇	閉鎖神経・大腿神経
長内転筋	恥骨結合および恥骨	大腿骨粗線	閉鎖神経
短内転筋	恥骨下枝	大腿骨粗線内側唇	閉鎖神経
大内転筋	恥骨下枝、坐骨結節	大腿骨粗線、内転筋結節	閉鎖神経・脛骨神経
大腿直筋	下前腸骨棘、寛骨臼上縁	膝蓋骨・膝蓋靱帯を介して脛骨粗面	大腿神経
外側広筋	大腿骨粗線外側唇	膝蓋骨・膝蓋靱帯を介して脛骨粗面	大腿神経
内側広筋	大腿骨粗線内側唇	膝蓋骨・膝蓋靱帯を介して脛骨粗面	大腿神経
縫工筋	上前腸骨棘	脛骨粗面内側面	大腿神経
薄筋	恥骨下枝（恥骨結合の外側縁）	脛骨粗面内側面	閉鎖神経
大腿二頭筋	長頭：坐骨結節　短頭：大腿骨粗面外側唇	腓骨頭	長頭：脛骨神経 短頭：総腓骨神経
半膜様筋	坐骨結節	腓骨頭	脛骨神経
半腱様筋	坐骨結節	脛骨内側顆	脛骨神経

筋　名	起　　始	停　止	支配神経
下腿の筋			
腓腹筋	大腿骨内側上顆、外側上顆	踵骨隆起	脛骨神経
ヒラメ筋	脛骨後面のヒラメ筋線、腓骨頭、ヒラメ筋腱弓	踵骨隆起	脛骨神経
足底筋	大腿骨外側上顆	アキレス腱内側縁	脛骨神経
膝窩筋	大腿骨の外側上顆	脛骨上部後面	脛骨神経
前脛骨筋	脛骨外側面、下腿骨間膜	内側楔状骨、第1中足骨	深腓骨神経
長腓骨筋	腓骨外側面の上部、腓骨頭	内側楔状骨、第1中足骨の基底部	浅腓骨神経
短腓骨筋	腓骨外側面の下部	第5中足骨基底部	浅腓骨神経
第三腓骨筋	腓骨前面の下部	第5中足骨基底部	深腓骨神経
長趾伸筋	腓骨前縁、脛骨外側顆	第2〜第5中節骨・末節骨骨底	深腓骨神経
長母趾伸筋	腓骨、下腿骨間膜の前面	母趾末節骨底の背面	深腓骨神経
後脛骨筋	脛骨、腓骨の後面	舟状骨粗面、内側楔立方骨、第2〜第4の中足骨底状骨、中間楔状骨	脛骨神経
長母趾屈筋	腓骨後面の下部	母趾の末節骨底	脛骨神経
長趾屈筋	脛骨の後面	第2〜第5末節骨底	脛骨神経
短母趾屈筋	立方骨、楔状骨	母趾の基節骨底の両側	外側足底神経・内側足底神経
小趾外転筋	踵骨隆起、内側隆起	第5基節骨外側	外側足底神経
短趾屈筋	踵骨隆起	第2〜第5趾の中節骨	内側足底神経・外側足底神経
母趾外転筋	踵骨隆起、屈筋支帯、足底腱膜	第1基節骨の内側	内側足底神経
虫様筋	長指屈筋腱	第2〜5指の長指伸筋腱	外側足底神経・内側足底神経
足底方形筋	踵骨の外側・内側縁	長趾屈筋腱	外側足底神経
短趾伸筋	踵骨の背面	第2〜第5趾の長趾伸筋腱	深腓骨神経
短母趾伸筋	踵骨の背面	母趾の基節骨底	深腓骨神経

背骨の歪みと病の関係

●背骨と神経（主要なもの）

椎骨	主に関係する神経	関連する器官・部位	代表的な症状
C1〜2	※Ⅱ〜Ⅻ脳神経（下記参照）	目、涙腺、舌、喉など目から腸までのあらゆる内臓器官	目の疲れ、ドライアイ、味覚異常、唾液分泌異常、血圧の異常、不整脈、不眠、自律神経失調症、メニエール病、めまい、耳鳴り、難聴、片頭痛、顔面神経痛、肩こり、親指・人差し指のしびれ、不眠、顎関節症、歯痛、甲状腺異常、三叉神経痛、首の筋肉のこり・痛み、てんかん
C1〜3	正中神経	首、肩、腕、親指・人差し指	
C4〜6	橈骨神経	首、肩、腕、中指	肩こり、腱鞘炎、中指のしびれ、弁膜症、狭心症、不整脈
C7・T1〜3	尺骨神経	首、肩、腕、小指・薬指	多汗症、小指・薬指のしびれ、鎖骨の痛み、自律神経失調症、呼吸障害
T3〜5	肋間神経	胴体、内臓	肋間神経痛、喘息、アトピー、乳がん、肺気腫、肺がん、期外性収縮（左）、
T1〜4	胸心臓神経	胴体、内臓	
T6〜8	肋間神経	胴体、内臓	（右）肝機能障害、胆嚢障害、（左）胃、十二指腸、膵臓の障害、糖尿病
T5〜9	大内臓神経	胴体、内臓	
T9〜12	肋間神経	胴体、内臓	腎臓・副腎・脾臓障害、血小板・白血球造血不良、小腸障害、輸尿管障害
T10〜12	小内臓神経	胴体、内臓	
L1〜3	大腿神経、伏在神経、閉鎖神経	大腿部前面、股関節、膝	大腿前部の張り、腰背部の鈍痛、鼠径部・膝の痛み
L4・5 S1〜3	坐骨神経、脛骨神経、総腓骨神経、上殿神経、下殿神経	腰部、殿部、骨盤、下肢全体	腰痛、坐骨神経痛、仙腸関節痛、排尿排泄障害、大腸・直腸障害、便秘、婦人科系疾患、前立腺の障害、静脈瘤、足がつる・しびれる、膀胱炎
S2〜5	骨盤内臓神経、陰部神経		
CO.	尾骨神経	尾骨部	尾てい骨痛

※Ⅱ〜Ⅻ脳神経とは：視神経、動眼神経、滑車神経、三叉神経、外転神経、顔面神経、内耳神経、舌咽神経、迷走神経、副神経、舌下神経
＊解剖学と実際に矯正する箇所で相違があるところがあります。

第2章 検査

第2章 実技 検査

目的・種類	自分の体のどの部分がどのような状態にあるかをチェックします。 【アライメント】体全体の骨格の歪みに気づく。 【痛点】神経の伝導異常に気づく。 【可動域】可動域の低下、関節の歪み、神経や組織の萎縮に気づく。

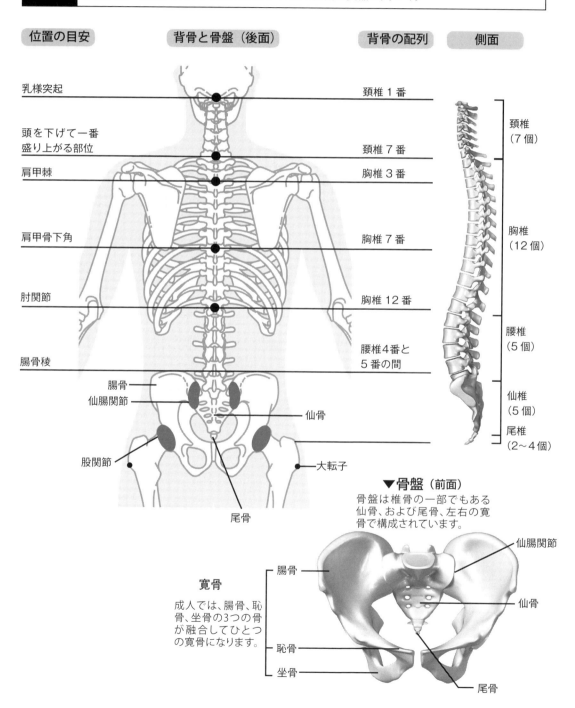

アライメントチェック(横)

歪みの部位

全体・仙骨

検査方法

横から見て、耳介点・肩峰点・大転子点・膝蓋点・外果点が縦に垂直に並んでいるかをチェックします。

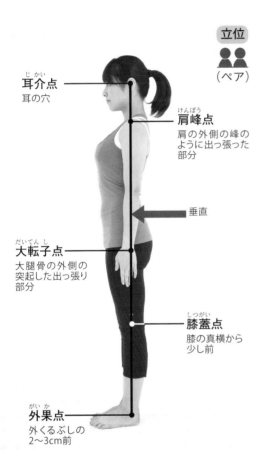

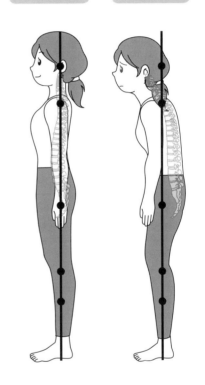

点の位置がずれている場合

仙骨や背骨全体の歪みが考えられます。仙骨が後方に変位すると、その代償で頭蓋骨が前にずれて背中が丸くなり、肩の巻き込みが強くなります。
　また、それに関連してほかの関節にも歪みが起きていると考えられます。

アライメントチェック（前後）

歪みの部位

全体・仙骨

検査方法

前後から見て、耳の位置・肩の高さ・腸骨陵の高さ・膝と内くるぶしの間・つま先の左右の向きをチェックします。

立位（ペア）

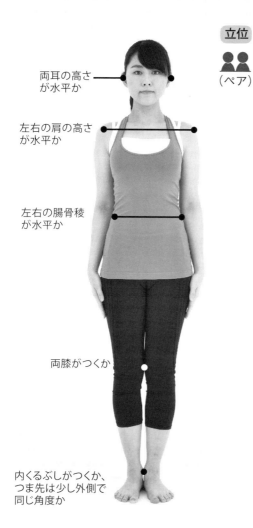

- 両耳の高さが水平か
- 左右の肩の高さが水平か
- 左右の腸骨稜が水平か
- 両膝がつくか
- 内くるぶしがつくか、つま先は少し外側で同じ角度か

神経牽引理論・神経の伝導異常

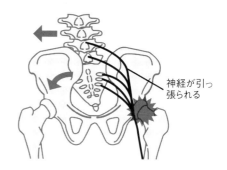

神経が引っ張られる

仙骨が歪むと神経が引っ張られて神経の伝導異常が起こります。例えば、上図のように左に仙骨が傾いた場合は、右側の神経が引っ張られ、右側の腰から足先まで部分的か全体的に症状が出ます。神経の伝導異常が起こるとその神経が通っている関節の滑液が不足することで、関節の痛みが生じる場合があります。

左右差がある場合

仙骨や背骨全体の歪みが考えられます。仙骨が傾くと（斜転）そのバランスをとるために左右差が起きます。それに関連して他の関節にも歪みが起きていると考えられます。

膝・内くるぶしがつかない場合

仙骨の歪みから足の関節全体に歪みが起きていると考えられます。

腰の高さ

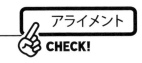

歪みの部位

仙骨・腰椎

立位 でチェック

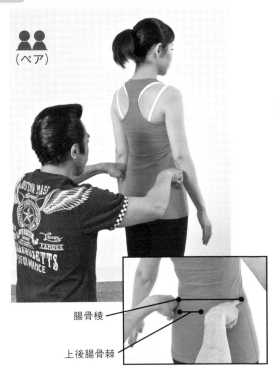

腸骨稜
上後腸骨棘

座位 （背もたれのない椅子に、楽に座る）でチェック

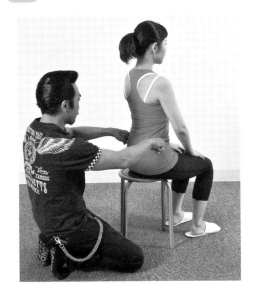

検査方法

後ろから目線を腰の高さに合わせ、腸骨稜の左右に人差し指を添えて高さに違いがないかをチェックします。また、上後腸骨棘に親指をあてて左右の高さに違いがないかもチェックします。

左右の差がある場合

仙骨の斜転、骨盤部の斜転があると考えられます。

仙骨の斜転

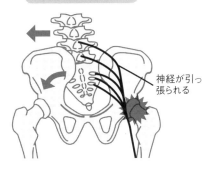

神経が引っ張られる

上図のように、仙骨が左に傾いた場合（左斜転）、すぐ上にある腰椎が左に変位し、右側の神経が引っ張られて右側に痛みが生じることが考えられます。

骨盤の正しい位置

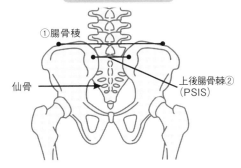

①腸骨稜
仙骨
上後腸骨棘②（PSIS）

①左右の腸骨稜が水平　②左右の上後腸骨棘が水平

ふくらはぎを押す（内・外側）

歪みの部位

腰椎4番・腰椎5番・仙椎1～3番

検査方法

脛の骨の内側・外側を骨に沿って親指で強く押します。両足の左右膝下からくるぶしまで3～5ヵ所程度押します。

痛みや張りがある場合

坐骨神経の出所である仙骨や腰椎が歪んでいると考えられます。痛みを感じた方は坐骨神経に伝導異常を起こしていると考えられます。

◆坐骨神経

体の中で最も太く、最も太いところでは小指ぐらいになります。腰椎の4・5番、仙椎の1～3番から出ている神経の束（仙骨神経叢）が1本になって、お尻から太腿の裏側へと伸び、膝から先は内側が脛骨神経、外側が総腓骨神経へと分かれます。坐骨神経とはこれらの総称です。

脛の骨の内側を押す（5ヵ所の場合）

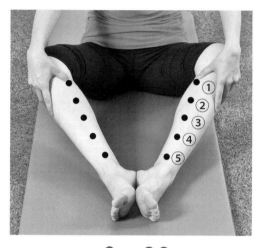

立位　座位　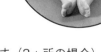
（セルフ）（ペア）

② 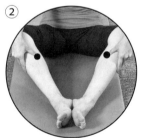 ③ 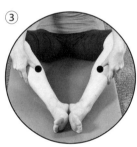 ④ 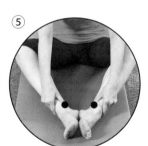 ⑤

脛の骨の外側を押す（3ヵ所の場合）

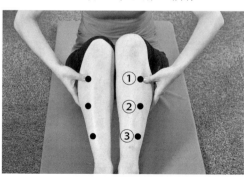

② 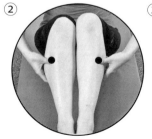 ③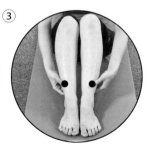

仙骨の横を押す

歪みの部位

仙骨

検査方法

骨盤に両手を置き、骨盤に沿って親指を背中の中央に向かって動かすと出っ張った骨（上後腸骨棘）にあたります。その骨のすぐ外側を少し動かしながら押します。ほぼ腰骨のラインで、背骨を挟んだ両側で仙骨の上の部分です。

痛みや張りがある場合

仙骨に歪みがあり、坐骨神経に伝導異常を起こしていると考えられます。

仙骨の横を押す 立位

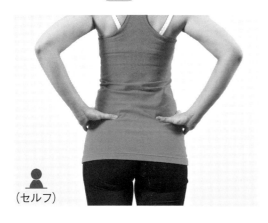
（セルフ）

仙骨の横を押す 座位

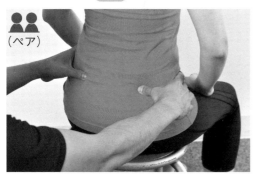
（ペア）

上後腸骨棘

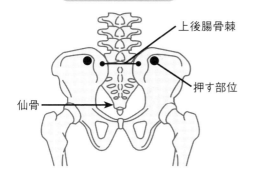

坐骨神経の走行

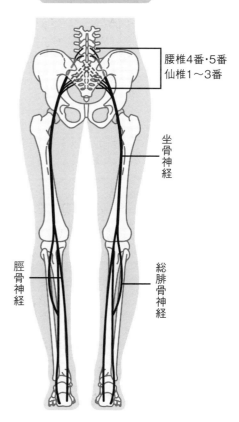

腰椎4番・5番
仙椎1〜3番

坐骨神経

脛骨神経

総腓骨神経

坐骨神経の痛点を押す

歪みの部位

腰椎4番・腰椎5番・仙椎1～3番

座位でチェック　立位（ペア）

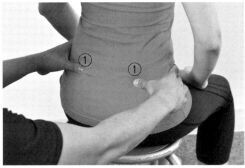

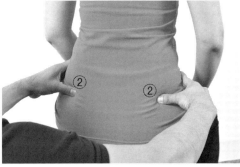

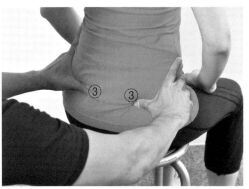

検査方法

下記の3カ所を両手の親指を埋めるようにして、少し動かしながら強く押します（下図参照）。

①仙骨の横の出っ張った骨（上後腸骨棘）のすぐ横
②①のさらに2～3センチ外側
③お尻の真ん中

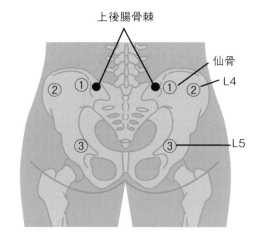

＊L（Lumber Vertebre）腰椎

痛みや張りがある場合

①仙骨の歪み
②腰椎4番の歪み
③腰椎5番の歪み
　が考えられます。

鎖骨の内側を押す

歪みの部位

頚椎1〜3番

検査方法

左右の鎖骨の内側に人差し指を埋めるように少し動かしながら押します。

左の鎖骨の内側をチェック

右の鎖骨の内側をチェック

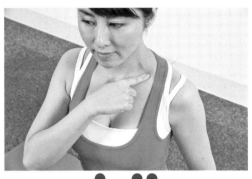

立位　座位　（セルフ）（ペア）

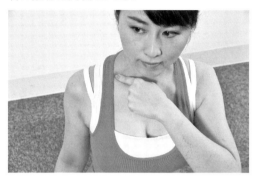

痛みや張りがある場合

頚椎1〜3番に歪みがあり、正中神経に伝導異常を起こしていると考えられます。
　左に痛みを感じたら右の変位や左捻転、右に痛みを感じたら左の変位や右捻転、両方痛ければ後方変位をしていると考えられます。

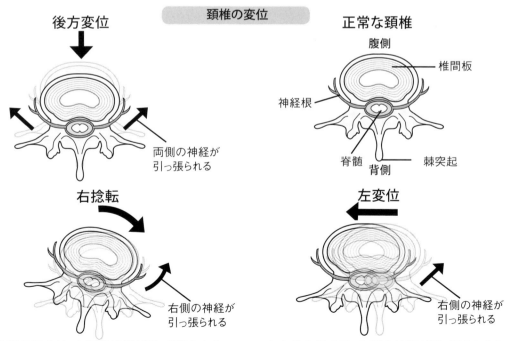

頚椎の変位

後方変位　両側の神経が引っ張られる

正常な頚椎　腹側／椎間板／神経根／脊髄／背側／棘突起

右捻転　右側の神経が引っ張られる

左変位　右側の神経が引っ張られる

左捻転の場合は、左側の神経が引っ張られます　　右変位の場合は、左側の神経が引っ張られます

＊神経の矢印は、神経にテンションがかかる方向を示しています。

肘の外側を押す（親指側）

歪みの部位

頚椎1〜3番

検査方法

左右の肘の曲がるところから1cm親指側を少し動かしながら押します。

前腕の親指側の筋腹を押す

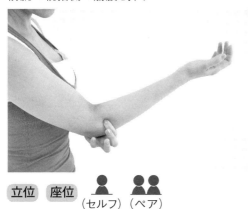

立位　座位　（セルフ）（ペア）

痛みや張りがある場合

頚椎1〜3番に歪みがあり、正中神経に伝導異常をおこしていると考えられます。
　また、首、肩、腕や手などの症状や、指では、親指・人差し指のほうに症状が現れることもあります。

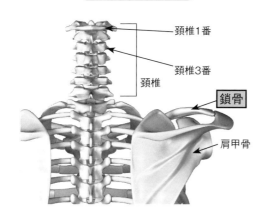

頚椎側面

頚椎1番
頚椎3番
頚椎
鎖骨
肩甲骨

◆正中神経

腕神経叢から出て上肢腹側のおよそ真ん中を走行する神経で、前腕部では、尺骨神経、橈骨神経と並ぶやや径の大きな神経です。

首の横を押す

歪みの部位

頚椎4～6番

検査方法

首の側面を指で少し動かしながら押します。

首の横を押す

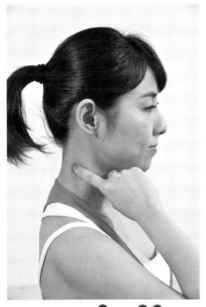

立位　座位　（セルフ）（ペア）

痛みや張りがある場合

頚椎4～6番に歪みがあり、橈骨神経に伝導異常を起こしていると考えられます。
　また、首、肩、腕や手などの症状や、指では、人差し指・中指・薬指のほうに症状が現れることもあります。

◆橈骨神経

腕神経叢から出て、肩から肘までは後ろ側を通り、前腕外側から手関節へ達する神経です。前腕伸筋群の中では、長・短橈側手根筋は手の背屈を、手指の伸筋は手指の伸展を司ります。

肘の内側を押す（小指側）

歪みの部位

頸椎7番・胸椎1～3番

肘の内側を押す

検査方法

左右の肘の内側にある骨の1cm小指側を少し動かしながら押します。

痛みや張りがある場合

頸椎7番・胸椎1～3番に歪みがあり、尺骨神経に伝導異常を起こしていると考えられます。

また、首、肩、腕や手などの症状や、指では、薬指・小指のほうに症状が現れることもあります。

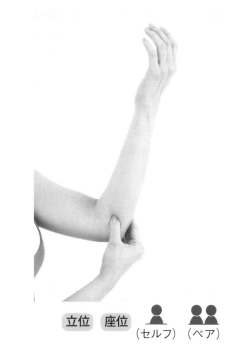

立位　座位
（セルフ）（ペア）

頸椎と胸椎

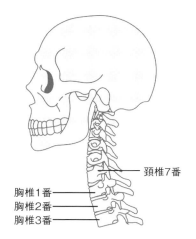

頸椎7番
胸椎1番
胸椎2番
胸椎3番

◆尺骨神経

腕神経叢から出て上腕内側を通って下行し、前腕内側から手関節に達する神経です。走行の途中で尺側手根屈筋、深指屈筋の一部に筋枝を出しています。

脇腹をたたく

歪みの部位

胸椎6〜8番

脇腹を軽くトントンと叩く

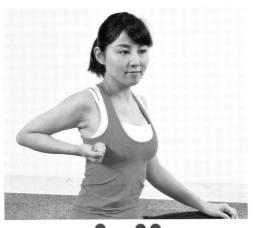

立位　座位　（セルフ）（ペア）

検査方法

左右の肋骨（脇腹）を軽く叩きます。

痛みや張りがある場合

胸椎6〜8番が歪んでいると考えられます。
　右側が痛い場合は肝臓や胆嚢に、左側が痛い場合は胃、十二指腸、膵臓に繋がる神経が伝導異常を起こしている可能性が考えられます。

胸椎が歪むと、内臓にまで影響を及ぼす

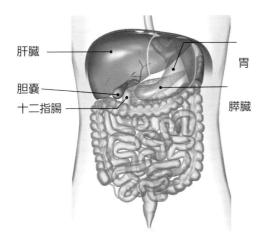

肝臓　胆嚢　十二指腸　胃　膵臓

胸椎の歪み

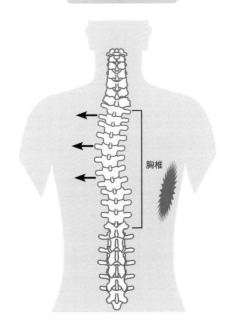

胸椎

上図のように胸椎が左に変位した場合、右側に痛みが生じることが考えられます。

第2章｜検査

前屈する・腰を反らす

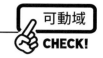可動域 CHECK!

歪みの部位

仙骨・腰椎

①前屈する

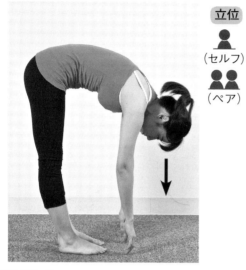

立位
(セルフ)
(ペア)

②腰を反らす

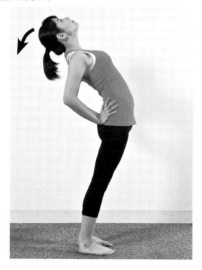

検査方法

①軽く足を開いてまっすぐに立ち、腰から前に体を倒します。
②膝を伸ばしたまま天井を見るように体を反らせます。

脊柱下部の断面図

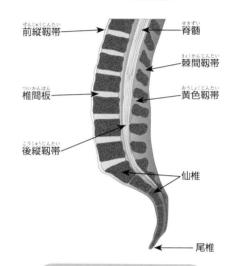

前縦靭帯、脊髄、棘間靭帯、椎間板、黄色靭帯、後縦靭帯、仙椎、尾椎

仙骨が後方に変位して腰椎・胸椎下部も後方変位

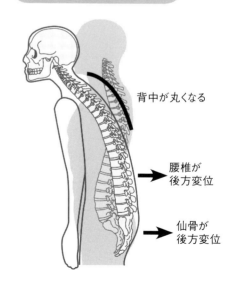

背中が丸くなる
腰椎が後方変位
仙骨が後方変位

前屈しづらい場合	反らせにくい場合
仙骨と腰椎の歪みによって、関節や靭帯が固まっていると考えられます。	仙骨や腰椎が後方に変位したことで、腰椎や胸椎下部も後方に変位していることが考えられます。

上体を反らす

歪みの部位

仙骨・腰椎

上体を反らす

検査方法

うつ伏せになり、肘を曲げて体を支え押し上げるようにして上体を反らせます。肘が床から離れないように行います。

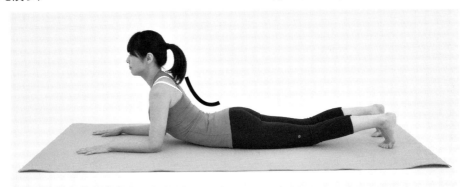

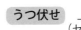

反らせにくい場合

仙骨や腰椎が後方に変位していることが考えられます。
　仙骨や腰椎が後方変位すると、バランスを取るために背中が丸まり猫背になり、背骨の神経を牽引する原因になります。

腰部のすき間

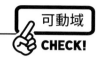

歪みの部位

仙骨・腰椎

検査方法

仰向けになり、腰の隙間に手の平を入れてどのくらいの隙間があるかをチェックします。

仰向けになります

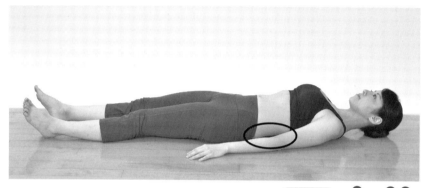

仰向け （セルフ）（ペア）

正常な場合は手の平が一枚入る

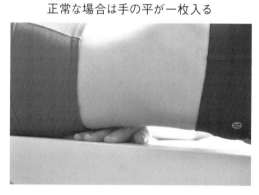

手の平が入らない場合

仙骨・腰椎が後方変位していることが考えられます。

後方変位の背骨の弯曲

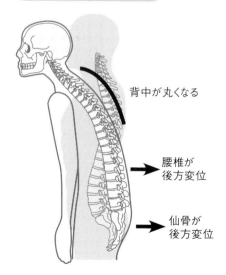

背中が丸くなる

腰椎が後方変位

仙骨が後方変位

SLRテスト（坐骨神経）

歪みの部位

腰椎4番・腰椎5番・
仙椎1〜3番

検査方法

仰向けになり、片足ずつどこまで上がるかをチェックします。上げるほうの足は膝を伸ばし、反対側の足は床から浮かないように注意します。足首は曲げておきます。

※SLR（Straight Leg Raising）テスト。
　坐骨神経の神経根症状誘発テストの一種です。

足を上げる

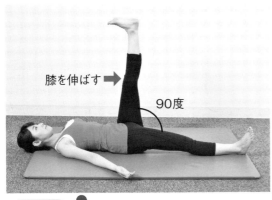

膝を伸ばす　90度

仰向け（セルフ）

足を上げる

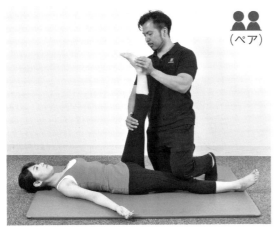

（ペア）

足を上げる時は、検査を受ける側に合わせて無理なく上げられる範囲で行います。

床から90度まで上がらない場合

仙骨や腰骨に歪みがあり、坐骨神経に伝導異常を起こしていると考えられます。
　坐骨神経痛をはじめ、腰痛、お尻の痛み、股関節痛、膝痛や足の冷え、むくみ、だるさなどの症状の原因となります。

膝の屈曲（大腿神経）

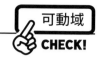

歪みの部位

腰椎1～3番

検査方法

うつ伏せになり、片足ずつ膝を曲げてどのぐらい踵がお尻に近づくかをチェックします。

膝を曲げる

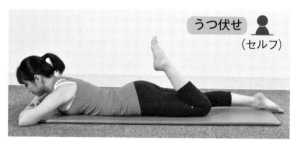

（セルフ）

踵をお尻に近づけていくと、腰が浮いてくる場合がありますので、補助者は手でしっかり腰を押さえながら行います。

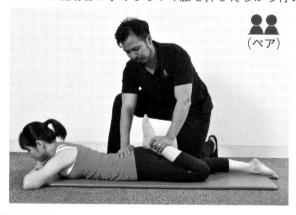

（ペア）

大腿神経の走行

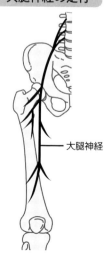

大腿神経

踵がお尻につかない場合

仙骨や腰椎の歪みにより、大腿神経に伝導異常を起こしていると考えられます。
　大腿部前面、股関節や膝のあたりに痛みや張りを生じることがあります。

◆大腿神経

腰神経の腹側から分枝する神経で、大腿前面の皮膚の知覚神経、腸腰筋、恥骨筋、縫工筋、大腿四頭筋、膝関節筋などを支配します。

股関節の開き

歪みの部位

仙骨・股関節

検査方法

仰向けになり、片足を立てて横に開き、反対側の膝の横に踵を添えます。骨盤が水平になるように片手で押さえ、曲げたほうの足の膝と床の間がどのくらい離れているかを握りこぶしを立ててチェックします。

股関節を開き握りこぶしを立てる

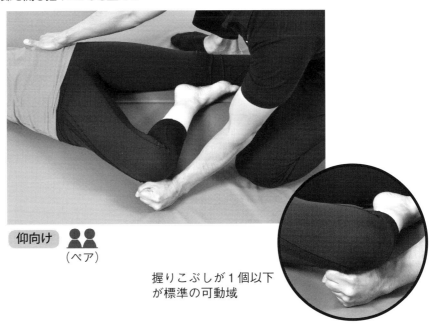

仰向け（ペア）

握りこぶしが1個以下が標準の可動域

股関節のしくみ

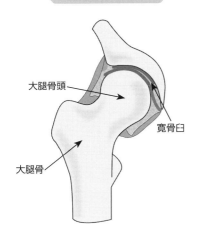

大腿骨頭
寛骨臼
大腿骨

握りこぶし立てて1個以上の場合

仙骨の歪みや股関節の亜脱臼が考えられます。

亜脱臼（不完全脱臼）とは、関節から骨の関節面が、はずれかかっている状態のことをいいます。脱臼より軽い状態で、股関節の動きがなんとなくおかしいと感じた場合は亜脱臼の可能性があります。

片足ずつ上下・左右

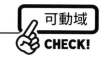

歪みの部位

股関節

検査方法

椅子に座り、片足ずつ楽に上がるか、高さに違いがないか数回動作を繰り返し行ってチェックします。同様に左右の開きについても行います。

足が上がりにくい、左右に開きにくい場合

つまり感がある場合は、仙骨や腰椎の歪みにより、股関節が亜脱臼していると考えられます。

座位
（セルフ）
（ペア）

右足を上げる

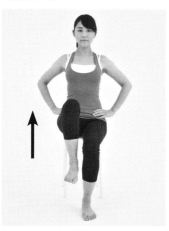

左足を上げる

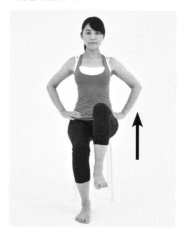

右足を広げる

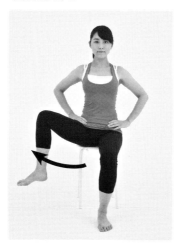

左足を広げる

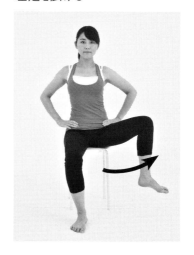

首のROM3種（振り向く）

歪みの部位

頸椎1～3番

検査方法

首を捻じるように左右に振り向きます。

左右に90度まで振り向けない場合

頸椎1～3番に歪みがあり、正中神経に伝導異常を起こしていると考えられます。
　また、首、肩、腕や手などの症状や、指では、親指・人差し指のほうに症状が現れることもあります。

右に振り向く

立位
座位

👤（セルフ）
👥（ペア）

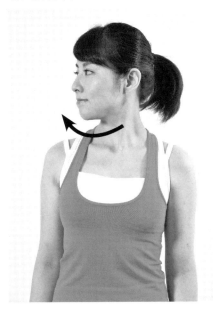

左に振り向く

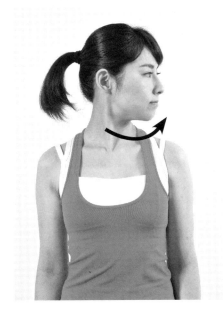

頸椎（後面）

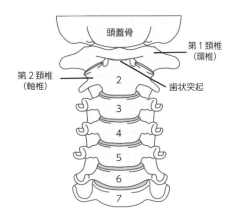

第1頸椎（環椎）と第2頸椎（軸椎）

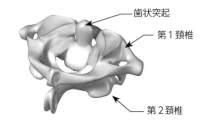

首のROM3種（首をかしげる）

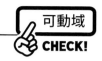

歪みの部位

頚椎4～6番

検査方法

首を横にかしげるように左右に倒します。

右にかしげる

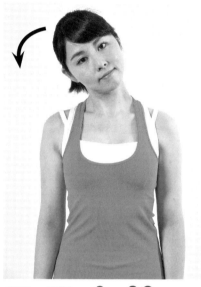

立位　座位
（セルフ）（ペア）

左にかしげる

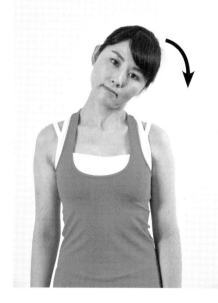

左右に45度まで倒せない場合

頚椎4～6番に歪みがあり、橈骨神経に伝導異常を起こしていると考えられます。
　また、首、肩、腕や手などの症状や、指では、人差し指・中指・薬指のほうに症状が現れることもあります。

頚椎の棘突起

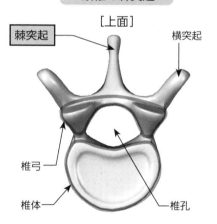

[上面]

棘突起　横突起　椎弓　椎体　椎孔

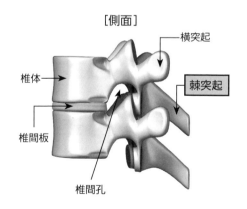

[側面]

椎体　横突起　棘突起　椎間板　椎間孔

首のROM3種（上を向く）

歪みの部位

頚椎7番・胸椎1～3番

検査方法

首を上下に動かします。

上を向く

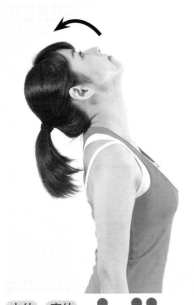

立位　座位
（セルフ）（ペア）

下を向く

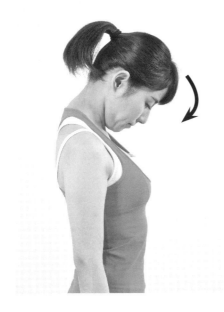

上下に90度まで曲げられない場合

頚椎7番が後方変位していると考えられます。頚椎7番が後方変位すると、この7番の棘突起が胸椎1番とぶつかり、上を向きづらくなります。また頚椎の土台である7番が変位すれば、バランスをとろうとして他の頚椎も歪んできます。

これらが歪む原因は、背骨の土台である仙骨が後方変位したことにあり、それによって代償姿勢が起きているものと考えられます。代償姿勢により、頭蓋骨が前に出て背中が丸くなり（猫背）、肩の関節（肩甲上腕関節）が内旋し、肩を通る神経が巻き込まれるように引っ張られます。そのため、肩こり、腕や手の張りやしびれなどが起こり、指では主に薬指や小指のほうに症状が現れることがあります。

猫背巻き肩

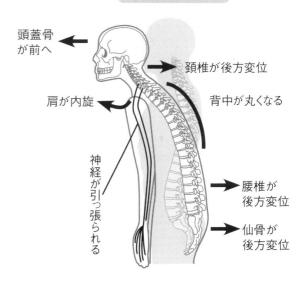

第2章　検査　65

肩甲骨の下角を触る

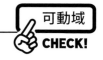

歪みの部位

胸鎖関節・肩鎖関節・肩甲上腕関節

検査方法

背中に左手を回し、反対側の肩甲骨の下角（かかく）が触れるかをチェックします。右手も同様に行います。

左手で下角を触る

立位
座位

（セルフ）
（ペア）

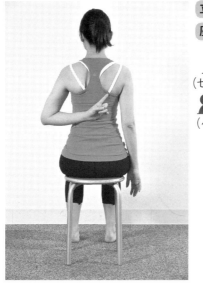

肩甲骨の下角

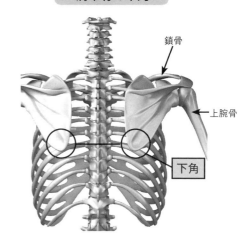

鎖骨
上腕骨
下角

右手で下角を触る

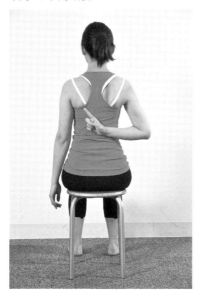

下角を触れない場合

仙骨の歪みから起こる代償姿勢により背中が丸くなり、胸鎖関節、肩鎖関節、肩甲上腕関節が内側に入っていると考えられます。

肩の屈曲

歪みの部位

胸鎖関節・肩鎖関節・肩甲上腕関節

検査方法

仰向けで片手をゆっくり持ち上げていき、肘を伸ばしたまま手の甲や腕全体（肩・肘・手首）が床までつくかをチェックします。

肩を屈曲する

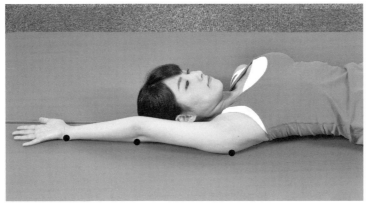

仰向け （セルフ）（ペア）

腕全体が床につかない場合

仙骨の歪みから起きる代償姿勢により背中が丸くなり、胸鎖関節、肩鎖関節、肩甲上腕関節が内側に入っていると考えられます。

肩甲部の関節

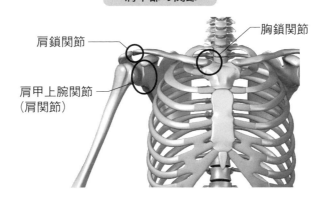

肩鎖関節
肩甲上腕関節（肩関節）
胸鎖関節

鎖骨の間

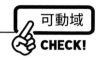

歪みの部位
胸鎖関節・肩鎖関節・肩甲上腕関節

検査方法
鎖骨の間に指が2本以上入るかをチェックします。

両鎖骨の間に指2本を入れる

立位
座位

(セルフ)
(ペア)

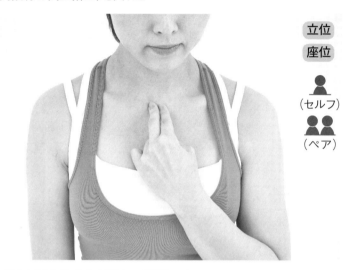

指2本以上入るのが正しい間隔です

2本以下の場合
仙骨の歪みから起きる代償姿勢により背中が丸くなり、胸鎖関節、肩鎖関節、肩甲上腕関節が内側に入っていると考えられます。

鎖骨間前面

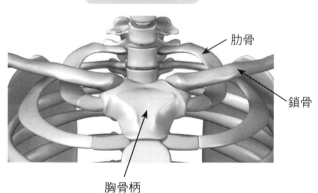

肋骨
鎖骨
胸骨柄

第3章 体操

第3章 実技 体操

> **はじめる前に** 本書で紹介する体操の効果には個人差があります。事故や怪我・故障などについては責任を負いかねますので、ご自身の健康や体調を考慮し、十分に注意して行ってください。

1 痛みやつらさがなく心地よい範囲で無理なくエクササイズを行いましょう。

体操中、痛みや違和感を感じるポーズがあった場合は無理せず、体操を中止するか痛みの出る手前で動きを調整して行います。心地よく感じるエクササイズを続けるほうが、少しずつでも効果が出てきます。

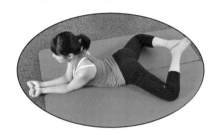

2 すべての体操は反動がつかない

ように、ゆっくりと丁寧に動かしている部位を意識して行いましょう。体操のスピードの目安は、回す体操は1周1秒、倒す体操は1往復2秒で行います。動かしてみて左右差がある場合は、やりづらい側を繰り返し行います。

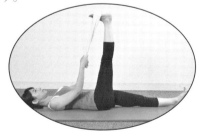

3 ROM運動®(ゆるめる体操)

矯正体操(セルフ)は毎日行っても構いません。まずはできる範囲から始めてください。週3回以上は行うように心がけましょう。

4 反動とは

体操・矯正後に痛みやしびれが出るなど、体の調子が悪くなったと感じることを背骨コンディショニングでは「反動」といいます。

【反動の原因】

1. 縮まって萎縮していた神経が急にゆるむことで起こります。急に神経の伝導が良くなるため、これまで感じていなかった痛みやしびれを感じることがあります。または、強く感じるようになることがあります。急に血流も良くなるため、眠気やだるさが出る場合もあります。
2. 矯正された骨が急激に元の位置に戻ろうとするときに、神経も急激に索引されることで起こります。
3. クライアントの体の状態に対して、無理な体操を行った、もしくは処方したため、筋や腱などのオーバーストレッチ・オーバーユースにより起こります。

【反動が出た場合は】

1・2は最大2〜3日で治まるのが普通です。痛みの出ている部位を使い捨てのカイロなどで温めたり、できる範囲で体操や筋トレを行うことで軽くなると思われます(好転反応)。
3は指導の仕方に工夫が必要です。

> **運動禁忌**
> 骨折・外傷・妊娠、あるいはその疑いや可能性がある場合は、安全面から運動は行えません。

足まわし

ROM 運動®

部位
仙骨・腰椎

目的
ゆるめる

ねらい
足の重みを使い回すことによって仙腸関節を
ゆるめます。

セット
うつ伏せになり、肘を立てます。足を腰幅に
広げ、膝を曲げたら足裏を天井に向けます。

アクション
足裏を天井に向けたまま、片足ずつ膝を中心に踵で円を描くように、外回し・内回しを各30回行
います。反対側も同様に行います。慣れてきたら両足同時に行います。

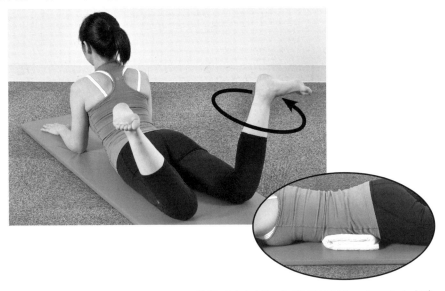

必要であれば、お腹の下にクッションなどを
入れて、楽に行える姿勢をとります。

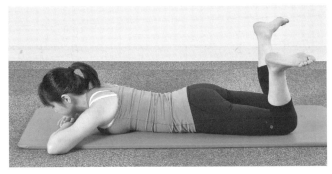

腰が痛い方やつらい方は、肘を立てずに胸を床につけて行います。

片足カエル足まわし

ROM 運動®

部位
仙骨・腰椎

目的
ゆるめる

ねらい
膝を曲げることにより、力が分散しないようにすることで、足まわしより仙腸関節に強く働きかけます。

セット

うつ伏せになり、肘を立てます。片足をカエル足（膝を90度曲げる）にして、もう片方の足は足裏を天井に向けます。

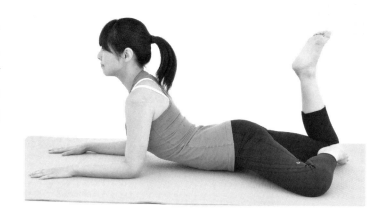

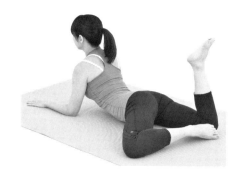

アクション

天井に向けた足を膝を中心に踵で円を描くように、外回し・内回しを各30回行います。反対側も同様に行います。

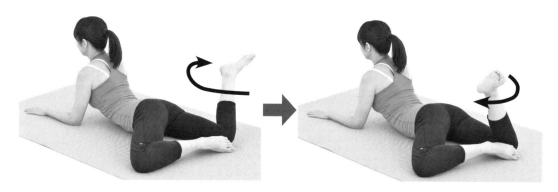

うつ伏せ足たおし

ROM 運動®　セルフ矯正

部位
仙骨・腰椎

目的
ゆるめる・矯正する

ねらい
足の重みを使い腰椎に働きかけます。

セット
うつ伏せで足を腰幅に広げ、足裏を天井に向けます。

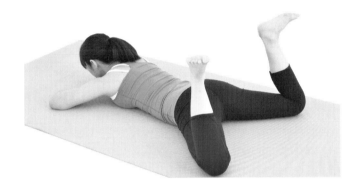

アクション
両足を左右に30往復倒します。足の内側を床につけるようにし、内側がつくようになったら、外側を床につけるようにします。

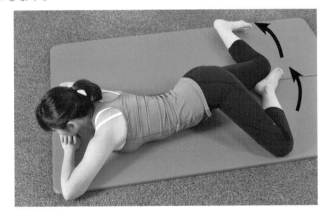

慣れてきたら肘を立てて行います。

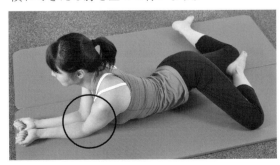

上体たおし

ROM運動® セルフ矯正

部位
仙骨・腰椎・股関節

目的
ゆるめる・矯正する

ねらい
両足カエル上体たおしがきつい方用です。

セット

うつ伏せになり、肘を立てたら両肘を合わせます。片足をカエル足（膝を90度曲げる）のように外側に広げます。

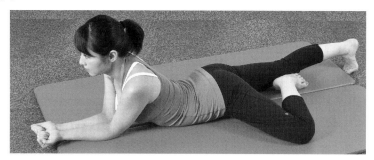

アクション

肘を中心に上体を左右に30往復倒します。肩を床につけるように徐々に倒す範囲を広げていきます。反対側も同様に行います。

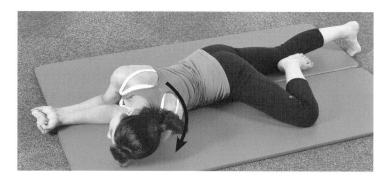

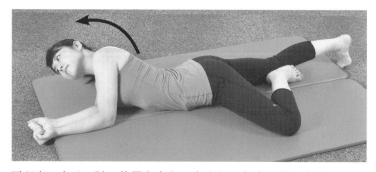

肩が痛い方は、肘の位置を変えて痛くない角度で行います。

両足カエル上体たおし

セルフ矯正

部位	目的	ねらい
仙骨・腰椎・股関節	矯正する	両膝を曲げ上体を左右に倒すことによってさらに仙骨の斜転、股関節を矯正します。標準の上体たおしです。

セット

うつ伏せになり、肘を立てたら両肘を合わせます。両足をカエル足（膝を90度曲げる）のように外側に広げます。

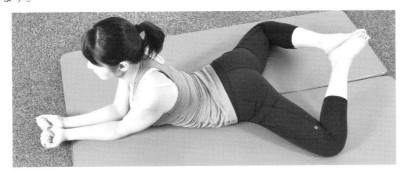

アクション

肘を中心に上体を左右に30往復倒します。肩を床につけるように徐々に倒す範囲を広げていきます。

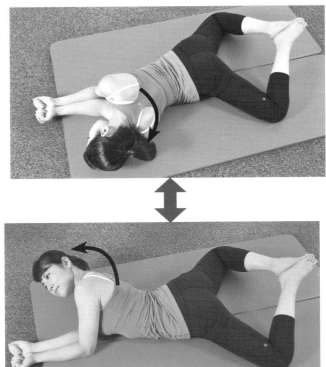

足乗せ上体たおし

セルフ矯正

部位	目的	ねらい
仙骨・腰椎・股関節	矯正する	足を乗せることにより、力が分散しないようにすることで、さらに腰椎の捻転、股関節を矯正します。仙腸関節もゆるみます。

セット

うつ伏せになり、肘を立てたら両肘を合わせます。片足をカエル足(膝を90度曲げる)のように外側に広げます。さらにカエル足にした踵の上に、もう一方の足の膝を乗せて外側に倒します。

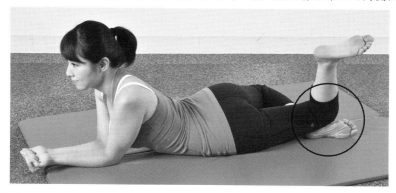

アクション

肘を中心に上体を左右30往復倒します。肩を床につけるように徐々に倒す範囲を広げていきます。反対側も同様に行います。

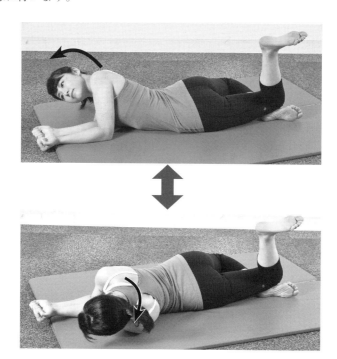

足クロス上体たおし

セルフ矯正

部位
仙骨・腰椎・胸椎

目的
矯正する

ねらい
足をクロスすることにより、力が分散しないようにすることで、さらに腰椎の捻転を矯正します。仙腸関節もゆるみます。

セット
うつ伏せになり、肘を立てたら両肘を合わせます。片足をもう一方の足に乗せてクロスさせます。

アクション
上に乗せた足側（右足が上なら右側、左足が上なら左側）へ上体を倒し、元の位置へ戻ります。片側のみ倒すのを30往復行います。反対側も同様に行います。

右足が上の場合

左足が上の場合

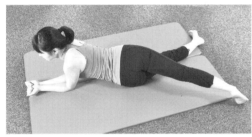
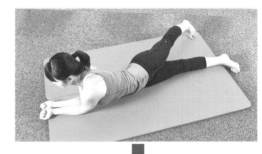

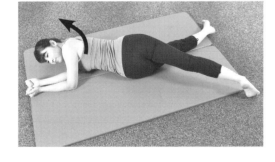
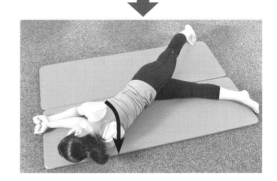

第3章 | 体操

肘立て糸まき

ROM 運動®

部位
仙腸関節・股関節

目的
ゆるめる

ねらい
足の重みを使い仙腸関節・股関節に働きかけます。

セット

うつ伏せになり、肘を立てます。両足をカエル（膝を90度曲げる）のように外側に広げます。

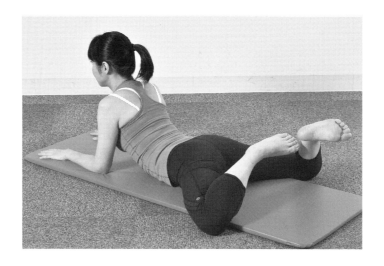

アクション

両足で糸を巻くように回します。30回行ったら、反対回しも行います。

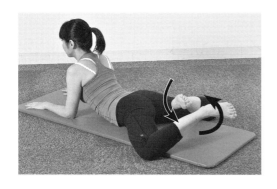
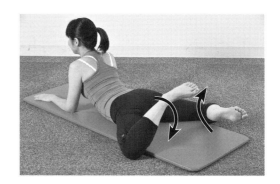

肘伸ばし糸まき

ROM 運動®　セルフ矯正

部位
仙腸関節・股関節
・腰椎

目的
ゆるめる・矯正する

ねらい
足の重みを使い仙腸関節・股関節に働きかけます。肘を伸ばすことにより、肘立て糸まきより効かせます。腰椎の前弯を形成します。

セット
うつ伏せで両足をカエル足（膝を90度曲げる）にして、逆手で肘を伸ばして上体を起こします。

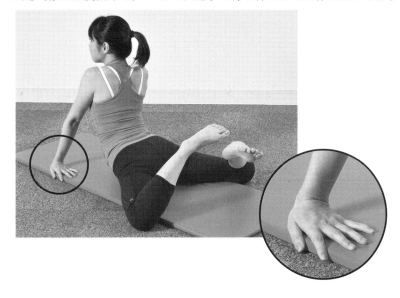

アクション
両足で糸を巻くように回します。30回行ったら、反対回しも行います。

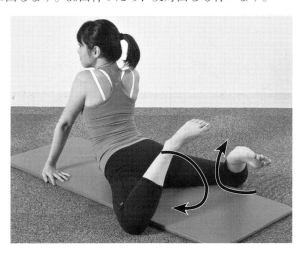

坐骨神経ストレッチ

神経ストレッチ®

部位	目的	ねらい
坐骨神経	神経ストレッチ	タオルを使って坐骨神経に働きかけます。足の角度を変えることによって、総腓骨神経、脛骨神経に働きかけます。

セット

仰向けになり、片方の足の裏にタオルをかけ、膝を伸ばし足首を手前に曲げます。

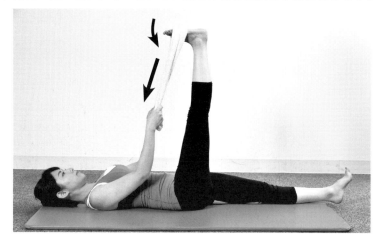

アクション

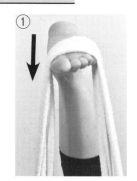
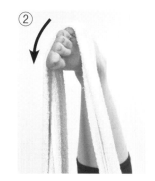
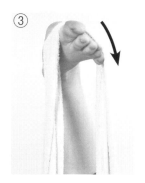

①膝が無理なく伸ばせる角度までタオルを引っ張り、30秒キープします。反対の足も同様に行います。

②【総腓骨神経ストレッチ】
足裏が内側に向くように足首を倒し、タオルを引っ張り、30秒キープします。ふくらはぎの外側と足の甲を伸ばします。

③【脛骨神経ストレッチ】
足裏が外側に向くように足首を倒し、タオルを引っ張り、30秒キープします。ふくらはぎの内側と足の裏を伸ばします。

腸脛靭帯ストレッチ

神経ストレッチ®

部位
大殿筋・大腿筋膜張筋・腸脛靭帯・総腓骨神経

目的
神経ストレッチ

ねらい
タオルと足の重みを使って主に腸脛靭帯に働きかけます。

セット
仰向けになり片方の足の裏にタオルをかけ、膝を伸ばします。タオルをかけた足と反対側の手でタオルを持ちます。

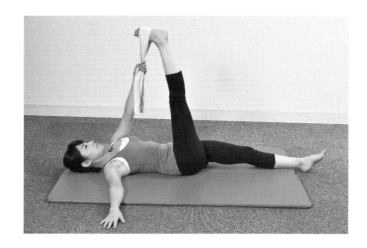

アクション
両肩を床に固定し、クロスするように足を内側に倒します。太腿の外側が伸びていることを感じながら、30秒キープします。反対側も同様に行います。

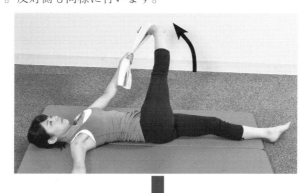

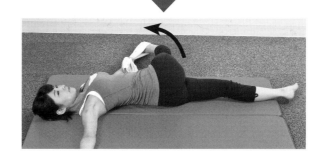

大腿神経ストレッチ

神経ストレッチ®

部位
大腿神経

目的
神経ストレッチ

ねらい
膝の屈曲を手で補助することによって大腿神経に働きかけます。

セット
横向きで寝転がり、天井側の足の踵をお尻に近づけるように引き寄せます。

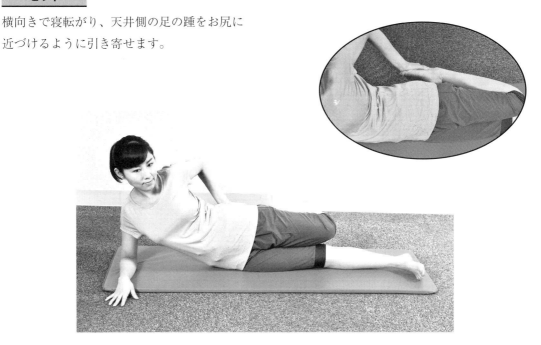

アクション
膝を少しずつ後ろへ引き30秒キープします。反対側も同様に行います。

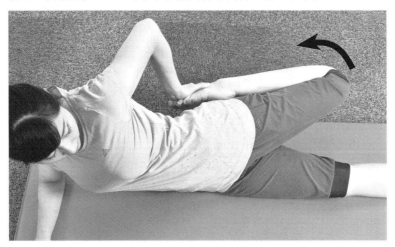

坐骨神経ストレッチ（椅子）

神経ストレッチ®

部位
坐骨神経

目的
神経ストレッチ

ねらい
寝る形ができないシチュエーションの時でもできる坐骨神経のストレッチです。

セット

椅子に浅く腰かけて背筋を伸ばし、両手を太腿に置いて正面を向きます。片足を真っ直ぐに伸ばし踵を床に押しつけます。

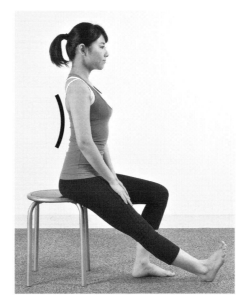

アクション

胸を張りながら軽く上体を前に倒し、足の後面が伸びていることを感じながら、30秒キープします。反対側も同様に行います。

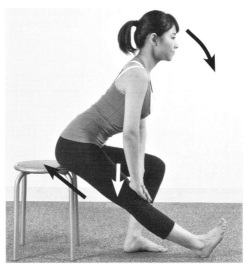

腰椎ゆりかご（椅子）

ROM運動® セルフ矯正

部位	目的	ねらい
腰椎	ゆるめる・矯正する	寝る形ができないシチュエーションの時でもできる前腕を使った腰椎のゆるめと後方変位の矯正です。

セット

胸椎を反り気味にし浅く腰かけます。片腕の肘あたりをもう一方の手でつかみます。（手が届かなければ、タオルを上腕にかけてつかみます）

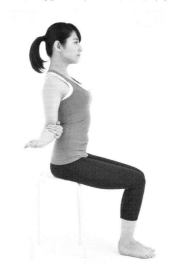
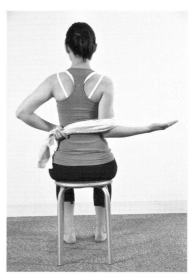

アクション

前腕で腰を押し込むようにしながら上体を反らせます。30往復行ったら、反対側も同様に行います。

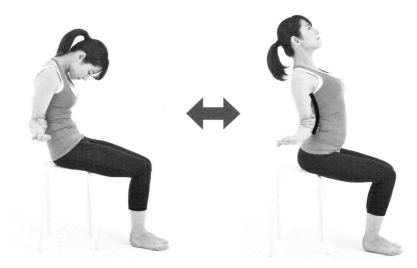

上体ゆらし（椅子）

ROM運動® セルフ矯正

部位	目的	ねらい
腰椎	ゆるめる・矯正する	椅子と前腕を利用して腰椎のゆるめと左右の変位を矯正します。

セット

椅子に浅く腰かけて背筋を伸ばし、正面を向きます。片腕の肘あたりをもう一方の手でつかみます。（手が届かなければ、タオルを上腕にかけてつかみます）

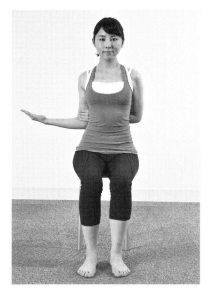
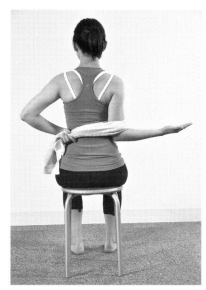

アクション

上体を左右に30往復倒します。できるだけ上体を倒します。反対側も同様に行います。

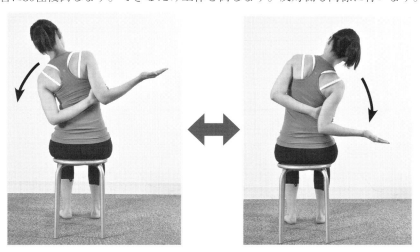

股関節ゆるめ（片膝かかえ）

ROM 運動®

部位	目的	ねらい
股関節	ゆるめる	自分の手を使って股関節、特に屈曲に働きかけます。

セット

仰向けに寝て片方の足の膝を抱えます。

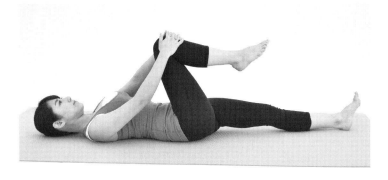

アクション

抱えた膝を胸に引きつける戻すを30往復したら、次に、円を描くように30回行います。反対回しも行います。

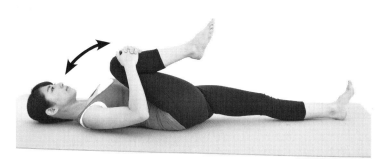

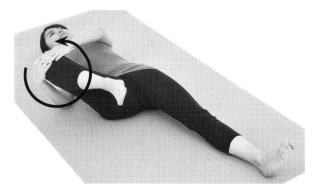

股関節ゆるめ（外旋・膝曲げ伸ばし）

ROM 運動®

部位
股関節

目的
ゆるめる

ねらい
タオルを使って股関節、特に外転・外旋に働きかけます。

セット

足の裏にタオルをかけ、片手に持って足を横に開きます。タオルの長さを調節し、足は床に置いてリラックスできるようにします。上体・骨盤はできるだけ天井に向けます。

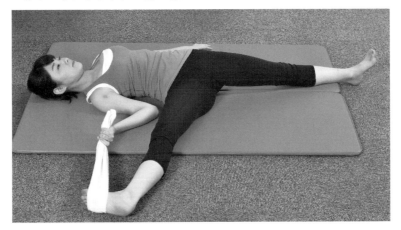

アクション

タオルをかけた足はできるだけ外旋し、踵から外側に押し出すように軽く膝の曲げ伸ばしを30往復行います。反対側も同様に行います。

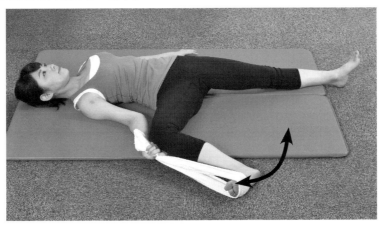

ランジねじり（下腿内・外）

ROM 運動®

部位	目的	ねらい
股関節・膝	ゆるめる	下腿を内・外旋し大腿骨を内・外旋させることにより、主に股関節をゆるめます。

セット

片膝を立てて両手を床に置き、後ろ足の膝をついてつま先を立てます。

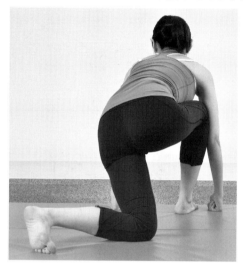

アクション

親指から踵を内側に倒したら、小指から踵を外側に倒します。どちらの動作もできるだけ踵を床につけるように10往復行います。反対側も同様に行います。

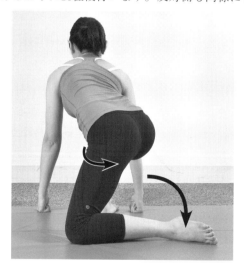 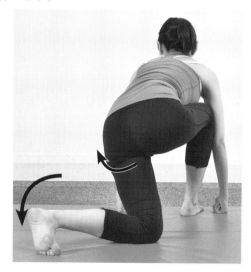

ランジねじり

セルフ矯正

部位	目的	ねらい
股関節	矯正する	自分の手を使って股関節に働きかけます。大腿骨を外旋させて体重を加えることにより内旋と外側の変位を矯正します。

セット

片膝を立てて片手を膝に添え、後ろ足の膝をついたら、つま先を内側に入れて立てます。後ろ足の大転子の少し下をもう一方の手で押さえます。

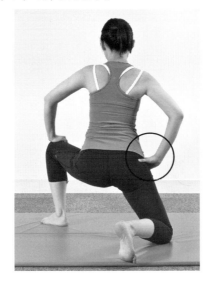

アクション

後ろ足の踵を床につけるように内側に倒しながら股関節を外旋方向に捻じりながら、前方に体重をかけて股関節をはめにいく動作を10往復行います。反対側も同様に行います。

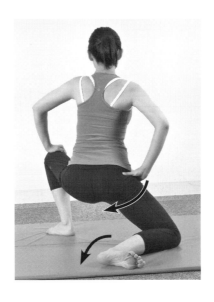

第3章 体操　89

膝ポンプ

ROM 運動®

部位	目的	ねらい
膝	ゆるめる	クッションを使い軽めの負荷を加えることにより膝の関節に働きかけます。

セット

足を伸ばして座り、片方の膝の下にクッションを入れ足首を曲げます。両手は床につき胸を張ります。

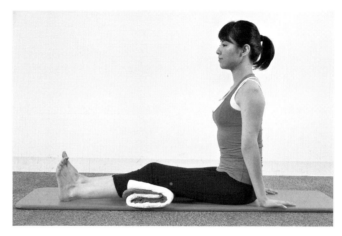

アクション

太腿の前面に力を入れながら膝の裏側でクッションを押しつぶし、膝を伸ばす動作と脱力するのを30往復行います。反対側も同様に行います。

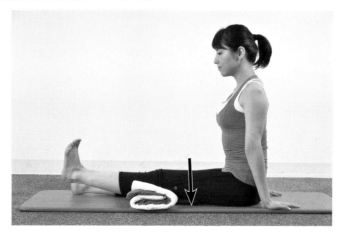

膝タオル

ROM運動Ⓡ

部位	目的
膝	ゆるめる

ねらい

タオルを使いテコの作用を利用して膝の関節に働きかけ可動域を広げます。

セット

立ち膝の状態から片方の膝の裏にタオルを挟むようにします。

アクション

膝の裏でタオルを挟むようにお尻を浮かせたり、降ろしたり30往復行います。反対側も同様に行います。

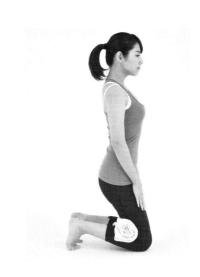

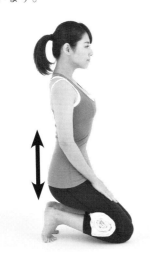

立つのがきつい方は椅子に軽く手をついて行います。

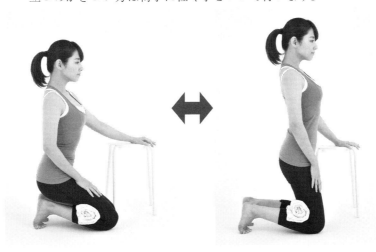

膝ねじり

セルフ矯正

部位	目的	ねらい
膝	矯正する	自分の手を使って膝関節に働きかけ、脛骨の外旋を矯正します。

セット

あぐらのように座り、踵の内側を片手で押さえ、もう一方の手で小指側をつかみます。

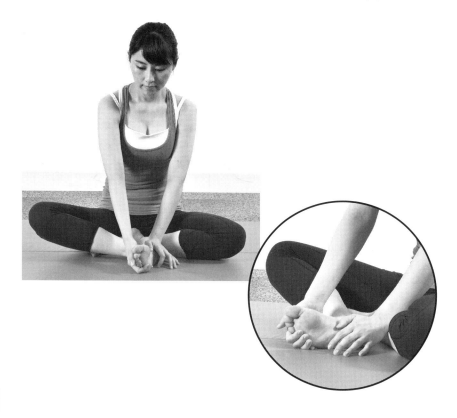

アクション

つかんだ手でつま先を持ち上げ膝下全体を内側に捻じります。踵を軸に指先が天井を向くように持ち上げてから下げます。この上下運動を30回行います。反対の足も同様に行います。

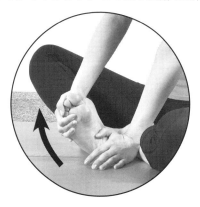 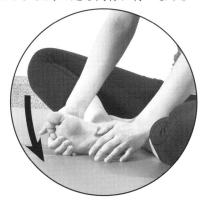

足首・足指

ROM 運動®

部位	目的	ねらい
足関節・足指	ゆるめる	自分の足の重さを使って足関節・足指に働きかけます。左右に倒すことでゆるめます。

セット

うつ伏せで両肘をつき、足首を曲げてつま先を立てます。片足を反対側の踵の上に重ねるようにして乗せます。

アクション

床の足を固定して、上に乗せた足を左右に30往復倒します。反対側も同様に行います。

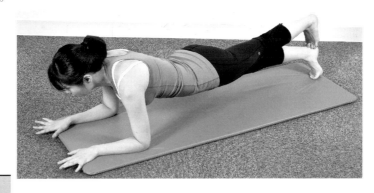

きつい方は腹ばいで、足を重ねず両つま先を床について踵を左右に揺らします。

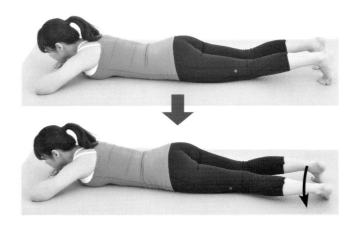

胸開き

ROM 運動®

部位	目的	ねらい
胸椎	ゆるめる	手の重みを使って胸椎に働きかけます。

セット

横向きに寝て、両膝はそろえて90度に曲げます。両手を前に伸ばし背筋を伸ばします。

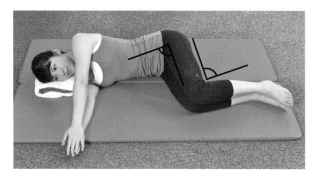

アクション

上側の手を肩から後ろ側へ開きながら胸椎を捻じるように動かします。30往復行ったら、反対側も同様に行います。

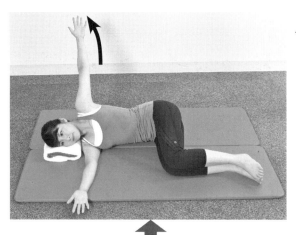

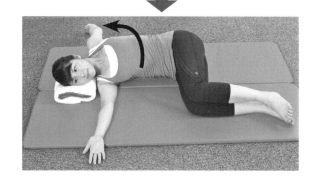

開脚膝たおし

ROM 運動®

部位	目的	ねらい
胸椎	ゆるめる	タオルと体重を使って胸椎に働きかけます。膝を倒すことで胸椎をゆるめます。

セット

胸椎に丸めたタオルを横向きにあてて仰向けになり、①足を腰幅より広めに開いて膝を立てます。②両手を組んで腕を頭上で伸ばし、小指側をなるべく遠くの床につけます。（背中が痛い場合は、タオルを入れずに行います）

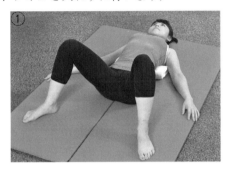
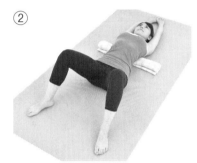

アクション

①両肩を床につけたまま両膝を左右に30往復倒します。膝の外側を床につけるように、さらに膝の内側もつけるように捻じります。

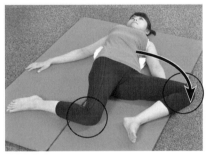
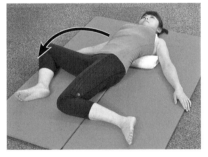

②両手を組んで腕を頭上で伸ばし、両膝を左右に30往復倒します。

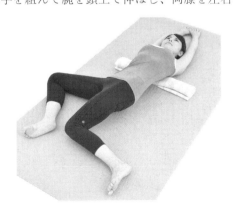
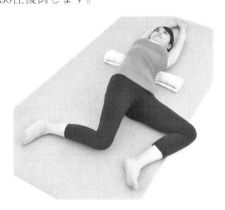

足かけ膝たおし

セルフ矯正

部位	目的	ねらい
胸椎	矯正する	タオルと体重を使って胸椎に働きかけます。足の力を加えることで、胸椎の捻転を矯正します。

セット

胸椎に丸めたタオルを横向きにあてて仰向けになり、足を腰幅より広めに開いて膝を立てます。（背中が痛い場合は、タオルを入れずに行います）

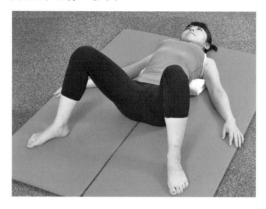

アクション

片足の膝にもう一方の足を乗せます。乗せた足で脇腹から捻じるように膝を内側に倒し、元の位置に戻します。膝はできるだけ床につけるように倒します。30往復行ったら足を組み替えて行います。

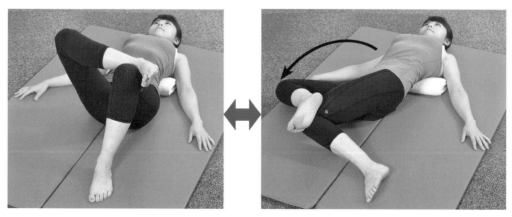

脇はさみ足クロス

セルフ矯正

部位	目的	ねらい
胸椎	矯正する	タオルと体重を使って胸椎に働きかけます。足を伸ばしクロスすることによって強く働きかけます。両手で挟んだ部分の下の胸椎の捻転を矯正します。

セット

胸椎に丸めたタオルを横向きにあてて仰向けになり、両足を伸ばします。胸の高さになるように両脇を手で挟み、肘を床に押し上体を固定したら、片足を天井に持ち上げます。（背中が痛い場合は、タオルを入れずに行います）

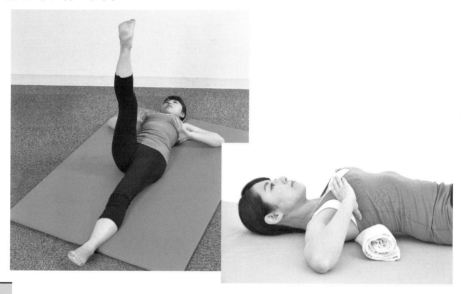

アクション

上げた足を挟んだ脇腹から下側を捻じるように内側に倒し、元の位置に戻します。できるだけ膝を伸ばしつま先から遠くに動かします。10往復行ったら、反対側も同様に行います。

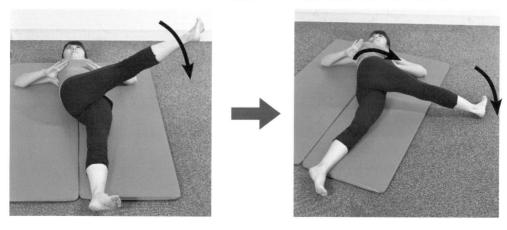

首ゆるめ（首ねじり・首左右・首上下）

ROM運動®

部位	目的	ねらい
頚椎	ゆるめる	頭の重みを使って頚椎に働きかけます。

セット

うつ伏せに寝て、片方のにぎりこぶしに顎を乗せます。セットは以下のすべてのパターンに共通です。慣れてきたら、両手のこぶしを重ねて行います。

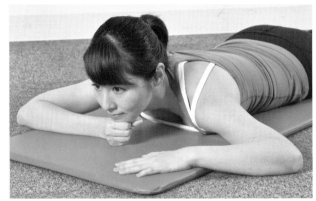

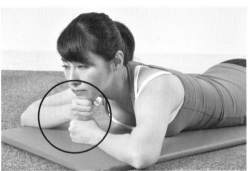

首ねじり

アクション

こぶしの位置はやや前にし、顔が前に向くようにします。首を傾げるように左右に30往復倒します。

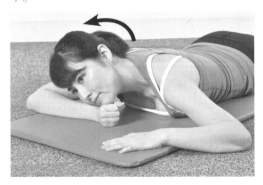
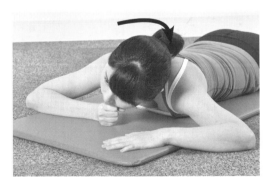

首左右

アクション

こぶしの位置をやや手前にして顎を引き、顔を床に向けます。耳を肩につけるように首を左右へ30往復動かします。

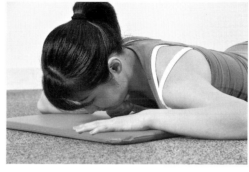

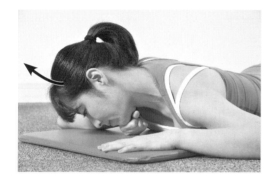
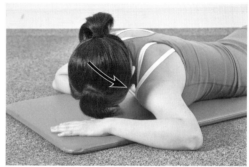

首上下

アクション

こぶしも一緒に動かすように顎を前に出したり引いたり（顔を上に向けたり下に向けたり）を30往復行います。

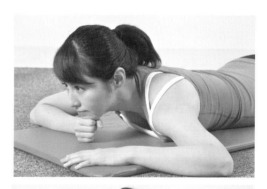

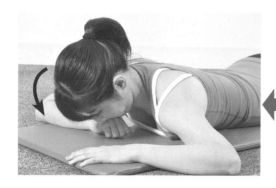
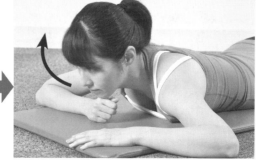

首ねじり（椅子）

ROM 運動®

部位	目的	ねらい
頸椎	ゆるめる	寝る姿勢ができないシチュエーションの時でも行える、椅子を使った頸椎のゆるめです。

セット

椅子に座って足を組み、組んだ足に片方の肘を立てて、手の平に顎を乗せます。

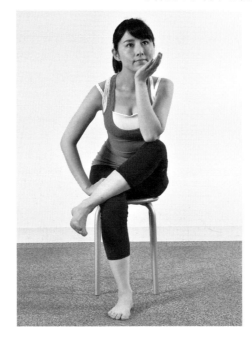

アクション

できるだけ顎を突き出すようにしながら左右に30往復倒します。手や足の組み方を替えて同様に行います。

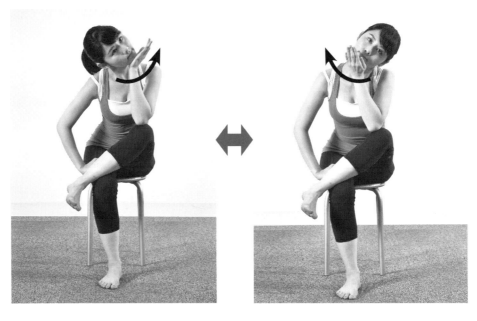

首ねじり（片手補助）

ROM 運動Ⓡ　セルフ矯正

部位	目的	ねらい
頚椎	ゆるめる・矯正する	手を使って捻じり体重をかけることにより、頚椎の捻転を矯正します。

セット

四つん這いになり、床に置いた手の平（左手）の上に、顔を横（左）に向けてこめかみを乗せます。反対側の手は体重がかかり過ぎないように手の平を床について支えます。

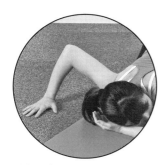

反対の手の平は床につく

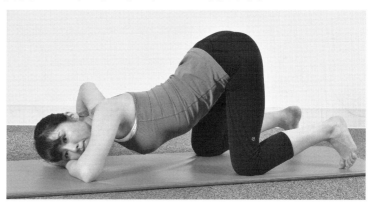

アクション

顎を床につけるように上下に10往復揺らします。反対側も同様に行います。

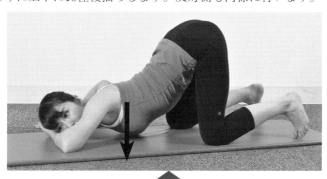

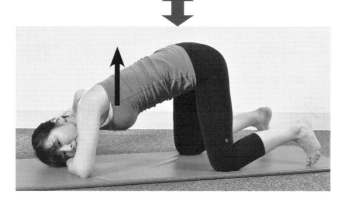

頭ころがし・首ねじり

ROM運動®　セルフ矯正

部位	目的	ねらい
頸椎	ゆるめる・矯正する	直接床に顎をつけることにより、こぶしを使う首ゆるめより強く頸椎に働きかけます。

セット

四つん這いになり、両手を肩幅より広めに床につき、両肘を90度に曲げて立てます。

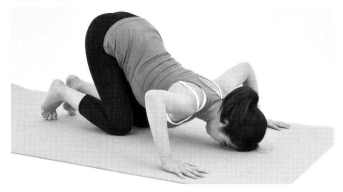

アクション

①床につけた額から頭を転がし、こめかみが床につくまで首を捻じります。次に反対のこめかみが床につくまで頭を転がします。10往復行います。

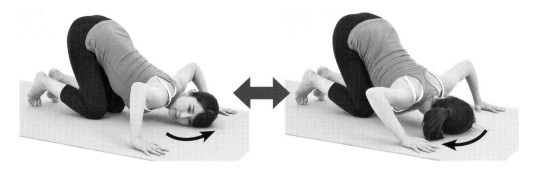

②こめかみを床につけ、お尻を前後させながら頬を床につけるように沈み込む動作を繰り返します。10往復行ったら、反対側も同様に行います。

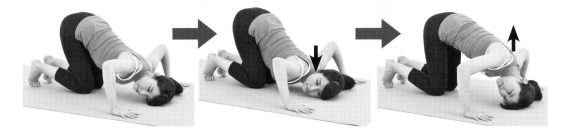

星状神経ストレッチ

ROM運動® **セルフ矯正** **神経ストレッチ®**

部位
頚椎・星状神経

目的
ゆるめる・矯正する・神経ストレッチ

ねらい
頭の重みを使って肩甲骨を寄せることにより星状神経と頚椎7番に働きかけます。

セット
四つん這いになり、両手を肩幅より広めに床につき両肘を90度に曲げて立てたら、できるだけ肩甲骨を寄せます。

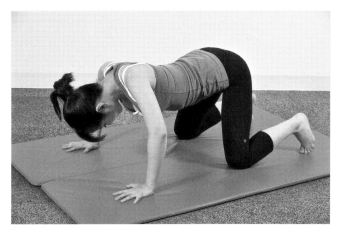

アクション
頭を片側の腕の下へ潜り込ませるように10往復揺らします。反対側も同様に行います。

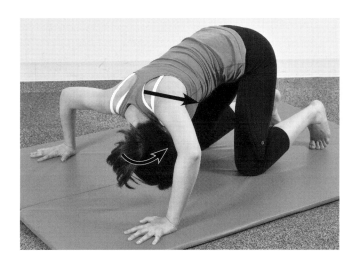

胸椎上部はめ

セルフ矯正

部位
胸椎上部

目的
矯正する

ねらい
こぶしを2点にすることにより頭蓋骨を安定させ、胸椎上部に働きかけます。

セット

四つん這いになり、額と顎の下にこぶしを入れます。両肘を張りできるだけ肩甲骨を寄せます。

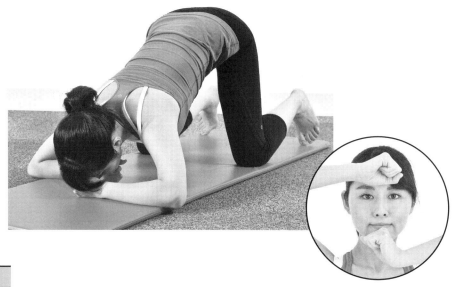

アクション

額と顎でこぶしを押しつぶし、さらに肩甲骨を寄せるように10往復行います。手を入れ替えて同様に行います。

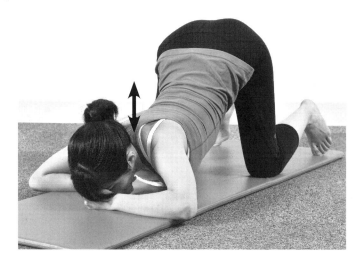

頚椎7番はめ

セルフ矯正

部位	目的	ねらい
頚椎7番	矯正する	こぶしを重ねることにより意識しやすくして、頚椎7番中心の後方変位を矯正します。

セット

四つん這いになり、こぶしを2つ重ねた上に、顎を前に出して乗せます。両肘を張りできるだけ肩甲骨を寄せます。

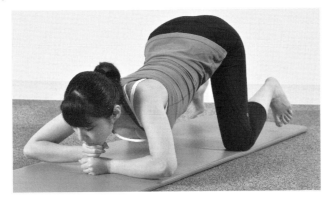

アクション

顎でこぶしを強く押しつぶし、さらに首を反らせるように10往復行います。手を入れ替えて同様に行います。

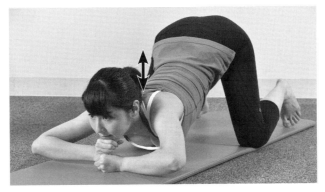

慣れてきたら、こぶしを強く押しつぶしながら両肘を床から斜め前方に持ち上げます。

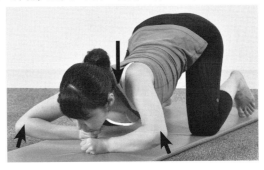

肩こり神経ストレッチ

神経ストレッチ®

部位
腕神経叢・正中・
橈骨・尺骨神経

目的
神経ストレッチ

ねらい
肘を伸ばし、首を傾けることにより、腕、指の神経に働きかけます。捻じる動作で多くの神経に働きかけます。

セット

首を真横に傾けて逆の肩を下げ、体の横からやや後方に手を伸ばします。椅子に座っても立って行っても結構です。

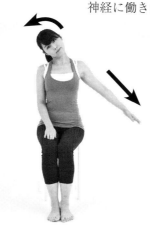

アクション

①手の平を床に向けます。腕の付け根から捻じるように30往復回します。反対側も同様に行います。

②手の甲を床に向けます。腕の付け根から捻じるように30往復回します。反対側も同様に行います。

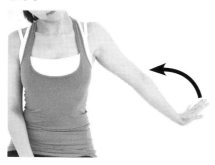

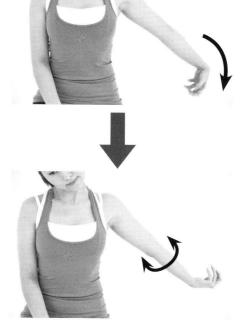

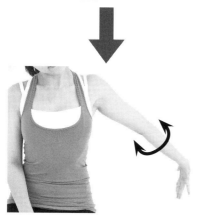

肩ゆるめ 上下・回す

ROM運動®

部位
肩

目的
ゆるめる

ねらい
肘を屈曲し、上下することによって肩甲上腕関節、腱板、特に棘上筋、肩甲下筋の腱に働きかけます。心臓より高い位置で小さい筋肉を動かすことによって心拍数を速やかに上昇させウォーミングアップさせます。

セット
片手は脇の下に、もう片方の手は肩に乗せて重ねるように組みます。

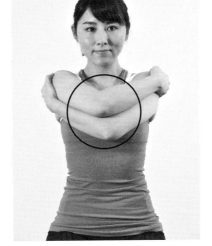

アクション
①肘と肘を体の正面で合わせて上下に30往復行います。できるだけ肘を肩より高く上げるように動かします。

②肘から円を描くように30回まわします。左肘が上の場合は時計回りで行います。手を組み替えて同様に行います。

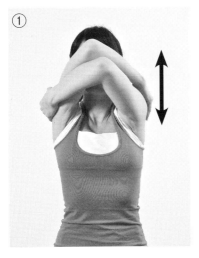
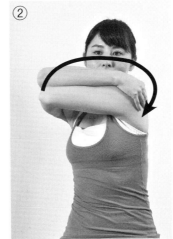
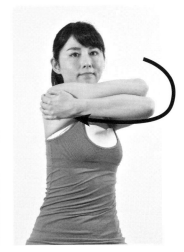

腕つかみ肩開き

セルフ矯正

部位	目的	ねらい
肩	矯正する	肘を屈曲し、外旋することにより肩甲上腕関節、腱板とくに棘下筋、小円筋の腱に働きかけます。

セット

手の平を上に向け肘を直角に曲げて前に出した腕を、もう片方の手で腰の後ろから回してつかみ、両肩を後ろに引いて肩甲骨を寄せておきます。手が届かない場合は、タオルを上腕にかけてつかみます。

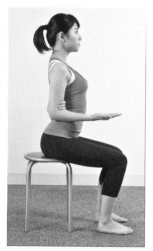
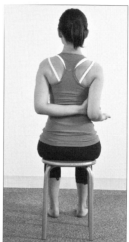
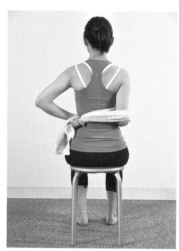

アクション

直角に曲げた手を外旋させ、さらに肩甲骨を寄せるようにします。30往復行います。反対側も同様に行います。

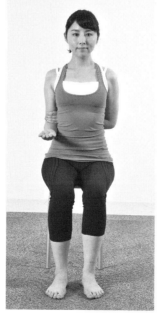
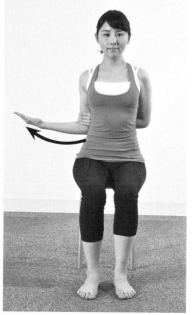

手を腰 肘前後・回す

ROM 運動®

部位	目的	ねらい
肩	ゆるめる	肘を屈曲し、後ろに回すことにより肩甲上腕関節、腱板、特に肩甲下筋の腱に働きかけます。

セット

両手を腰に回し、手の甲を押しつけて固定します。

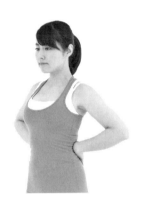
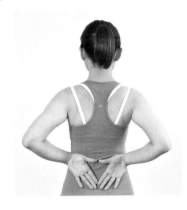

アクション

肩甲骨を開いたり閉じたりするように、肘を前後に30往復動かします。

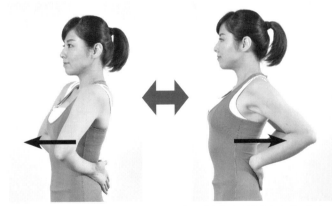

次に肘から30回まわします。反対回しも行います。

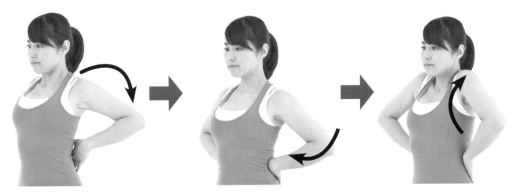

指組み肩まわし

ROM運動®

部位	目的	ねらい
肩・胸鎖関節	ゆるめる	後ろで手を合わせ回すことにより、肩甲上腕関節と胸鎖関節に働きかけます。

セット

両肩を開き、体の後ろで肘を伸ばしたまま、手の平を合わせるように組みます。

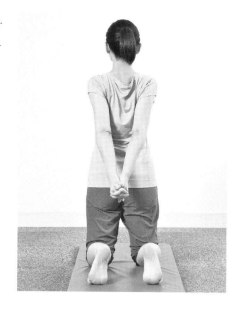

アクション

肘は伸ばし、できるだけ体から離した位置で30回まわします。反対回しも同様に行います。

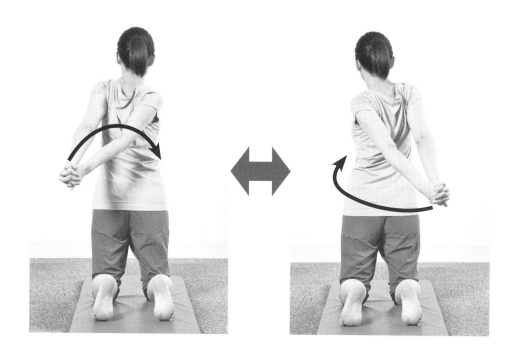

指組み肘伸ばし　前後・回す

ROM 運動®

部位
肩・胸鎖関節

目的
ゆるめる

ねらい
肘を伸ばしたまま、上下や回すことによって肩の関節に働きかけます。手の平を合わせることにより特に胸鎖関節に働きかけます。

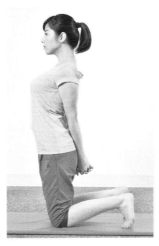

セット
両肩を開き、体の後ろで肘を伸ばしたまま、手の平を合わせるように組みます。

アクション
胸を付き出すようにあごを引き、組んだ両手を押し下げた状態で、肘を伸ばしたまま手を前後に30往復動かします。

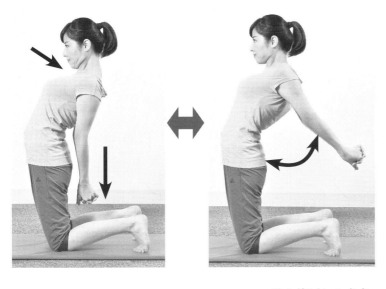

肘を伸ばしたまま、肩を縦方向に円を描くように30回まわします。反対回しも行います。

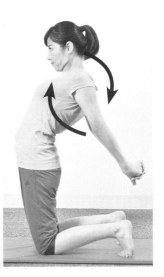

肩入れ

ROM 運動®

部位	目的	ねらい
肩	ゆるめる	「肩ゆるめ」の四つん這いの形の基本形です。上体の重みを使って肩の関節に働きかけます。

セット

四つん這いになり、両手を前に伸ばし指先のほうを見ます。

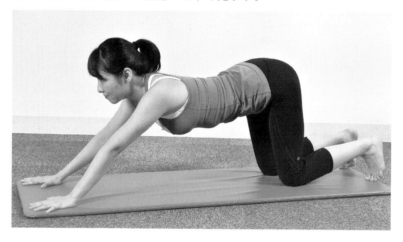

アクション

肘を伸ばしたまま、肩から沈めるようにして上下の動作をしながらお尻をやや後方に引き30往復動かします。

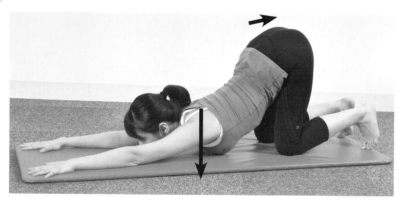

肘つき

ROM 運動®

部位	目的	ねらい
肩	ゆるめる	片手を肩に置くことによって基本形より肩の関節に働きかけます。

セット

四つん這いになり、片方の肘を床につけ手は肩に置きます。反対の手は肘を伸ばして前に置きます。

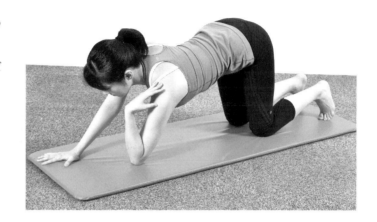

アクション

肩から沈めるようにして上下の動作をしながらお尻をやや後方に引き30往復動かします。

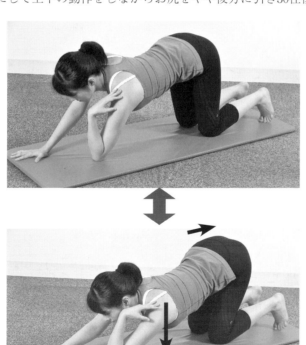

外側たおし

ROM 運動® 神経ストレッチ®

部位
肩

目的
ゆるめる・ストレッチ

ねらい
肩に手を置き横に倒すことによって肩の関節に働きかけると同時に広背筋や棘下筋、小円筋のストレッチをねらいます。

セット

四つん這いになり、片方の肘を床につけ手は肩に置きます。反対の手は肘を伸ばして前に置きます。

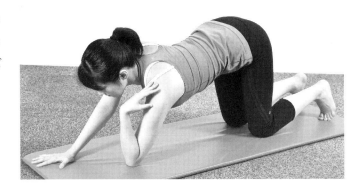

アクション

肩から腕が床につくように、体を外側に倒して元に戻す動作を30往復行います。反対側も同様に行います。

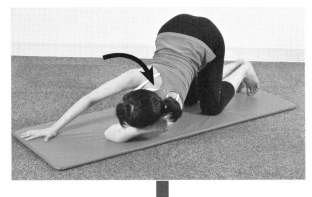

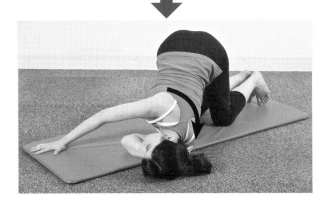

脇つかみ

ROM運動®

部位	目的	ねらい
肩	ゆるめる	肘を肩より前で床につけ、体を沈めることによって肩関節、特に棘下筋、小円筋の腱に働きかけます。

セット

片方の手を反対側の脇に添え、肘を肩より前で床につけます。反対の手は肘を伸ばして前に置きます。

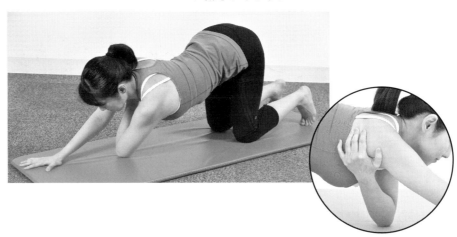

アクション

肩から沈めるように上下の動作をしながらお尻をやや後方に引き30往復動かします。反対側も同様に行います。

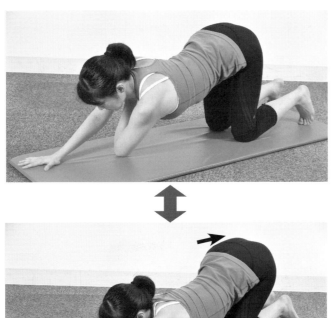

肩ねじり　前・横

ROM 運動®

部位	目的	ねらい
肩	ゆるめる	肩の外旋・内旋することによって肩の関節全てにまんべんなく働きかけます。

セット

①四つん這いになり、片方の手は肘を伸ばして前に置きます。反対の手は肘を立てて横に置きます。

②四つん這いになり、片方の手は肘を伸ばして横に置きます。反対の手は肘を立てて横に置きます。

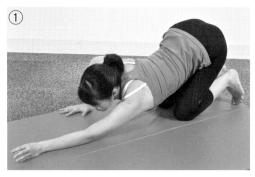
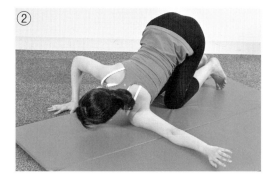

アクション

肘を伸ばしたまま、肩から回すように外側、内側に30往復回します。できるだけ手の平を返すように行います。反対側も同様に行います。

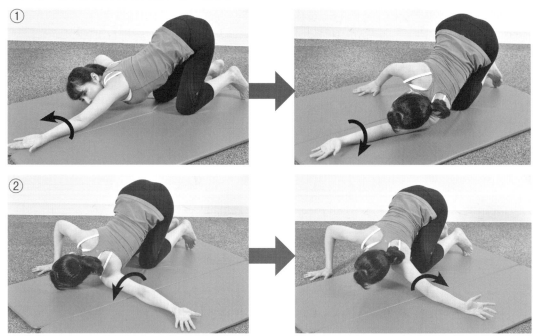

肩開き おしり揺らし・膝たおし

セルフ矯正

部位
肩

目的
矯正する

ねらい
後ろで手を合わせお尻を前後にスライドさせることにより、肩甲上腕関節と胸鎖関節に働きかけます。両足を左右に倒すことで体が少しずつ自然に前に移動し、効果をあげます。

セット
足を前に出して膝を曲げて座ります。両手をお尻の後ろ側に持っていき、指先が後ろに向くようにして床につけます。できるだけ両手を寄せて床に置きます。

アクション

①両肩を外旋させ胸を張ったまま、お尻を前後に30往復揺らします。

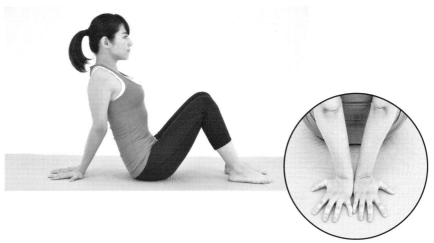

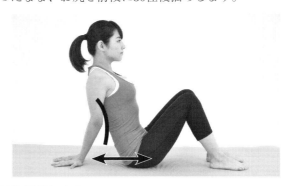

②両膝をそろえて左右に30往復倒します。

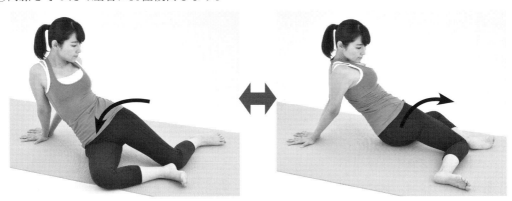

踵つかみ 肘伸ばし（椅子）

ROM 運動®

部位	目的	ねらい
肘	ゆるめる	足の重みを使い足で手を回すことによって肘関節に働きかけます。

セット

椅子に座り、右足を左足の下から通し、肘を伸ばした右手に右足の踵を乗せます。伸ばした肘は左腿の外側にあてて安定させます。

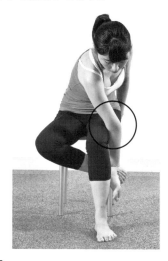
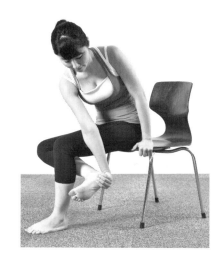

アクション

肘を伸ばしたまま足で手を10回まわしたら、反対回しも行います。足と手を入れ替えて、反対側も同様に行います。

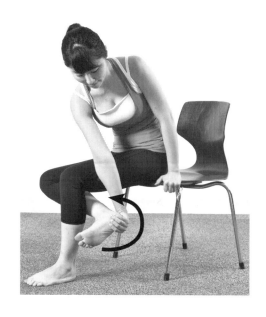

肘クロス 回す・倒す・指反らし

ROM運動®

部位
肩・肘・手首・指

目的
ゆるめる

ねらい
手をクロスし回したり倒すことにより、肩・肘・手首・指に働きかけます。指を1本ずつつかむことにより特に指に働きかけます。

セット
右手を前に左手を下からクロスし上腕にかけ、右の肘を立てます。左手で右手の親指をつかみ、手の平を天井に向けます。

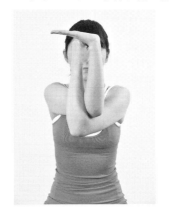

アクション

①肘は肩の高さの位置で固定し、手の平を天井に向けたまま30回まわしたら、反対回しも行います。

②手の平を天井に向けたまま、外側に30往復倒します。

③手の平を天井に向けたまま、親指から小指まで1本ずつつかんで反らせます。手を入れ替えて、同様に行います。

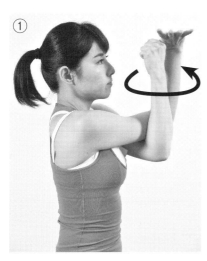
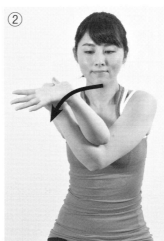
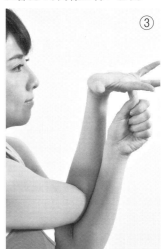

手首反らし・指反らし

ROM運動®

部位
手首・指

目的
ゆるめる

ねらい
反対の手で固定し、前後することで手首・第2指～第5指に働きかけます。

セット
右手を返して指先を自分の方に向け、手の平を床につけ、左手で挟んで固定します。

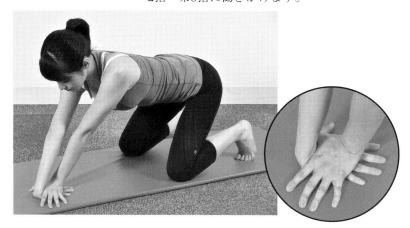

アクション
①手首を固定したまま、体を前後に30往復動かします。反対側も同様に行います。

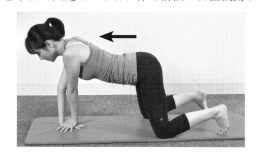
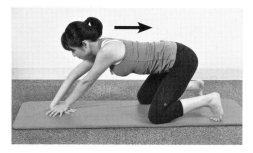

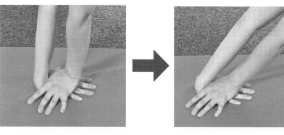

②固定している手を手首から指の方向に移動させ、指を伸ばします。反対側も同様に行います。

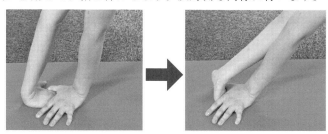

床・指ストレッチ

ROM 運動®

部位	目的	ねらい
指	ゆるめる	床に指を1本ずつ反らせたり戻したりすることにより関節の可動域を高めます。

セット

お尻より斜め後ろ方向に手を置きます。

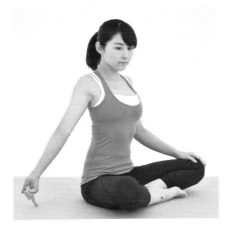

アクション

指を1本ずつ反らせたり戻したりします。反対側も同様に行います。

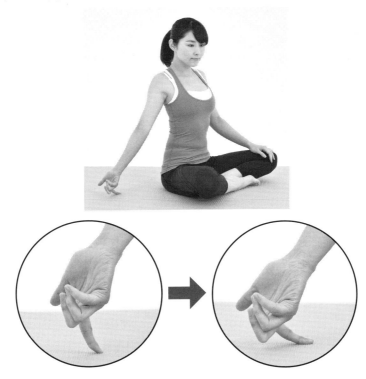

第4章 仙骨枕

仙骨枕®をあてる位置

※仙骨枕®は一般社団法人「背骨コンディショニング協会®」の登録商標5904805号です。

仙骨枕は歪みを治したい骨に直接働きかけて矯正します。仙骨枕がない場合や仙骨枕をあてると痛みが出る場合はタオルを丸めたものを入れて行います。

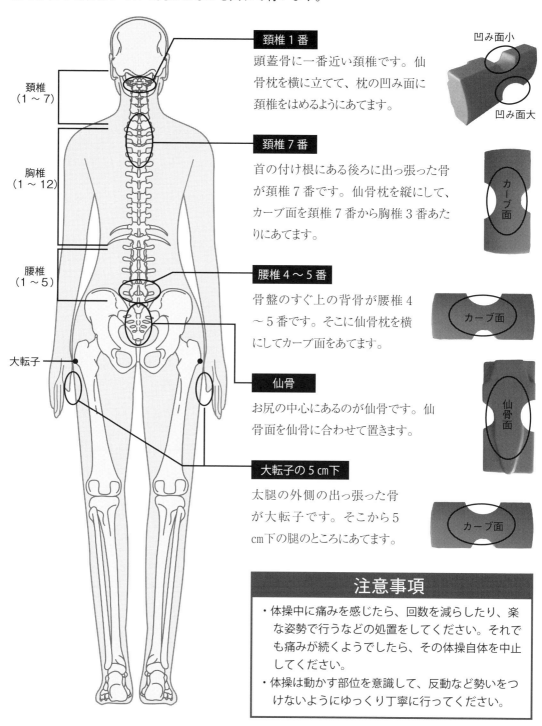

頚椎1番
頭蓋骨に一番近い頚椎です。仙骨枕を横に立てて、枕の凹み面に頚椎をはめるようにあてます。

頚椎7番
首の付け根にある後ろに出っ張った骨が頚椎7番です。仙骨枕を縦にして、カーブ面を頚椎7番から胸椎3番あたりにあてます。

腰椎4〜5番
骨盤のすぐ上の背骨が腰椎4〜5番です。そこに仙骨枕を横にしてカーブ面をあてます。

仙骨
お尻の中心にあるのが仙骨です。仙骨面を仙骨に合わせて置きます。

大転子の5cm下
太腿の外側の出っ張った骨が大転子です。そこから5cm下の腿のところにあてます。

注意事項

・体操中に痛みを感じたら、回数を減らしたり、楽な姿勢で行うなどの処置をしてください。それでも痛みが続くようでしたら、その体操自体を中止してください。
・体操は動かす部位を意識して、反動など勢いをつけないようにゆっくり丁寧に行ってください。

仙骨セルフ矯正

セルフ矯正

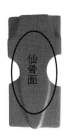
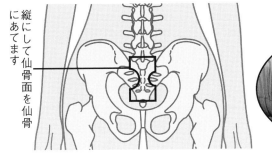
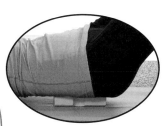

縦にして仙骨面を仙骨にあてます

つま先内・外

セルフ矯正

部位	目的	ねらい
仙骨	矯正する	仙骨枕と体重を使い大腿骨を内旋・外旋させることによって仙腸関節に働きかけ、仙骨の後方変位を矯正します。

セット

仰向けに寝て、仙骨枕をお尻の中央に入れます。両足を伸ばし、足は肩幅に開きます。

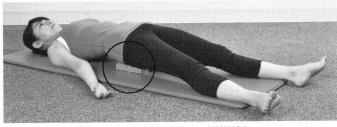
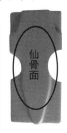

仙骨面を仙骨にあてます（縦置き）

アクション

両足を伸ばしたまま、つま先を開いたり閉じたりを30往復行います。できるだけつま先の内側・外側を床につけるように動かします。

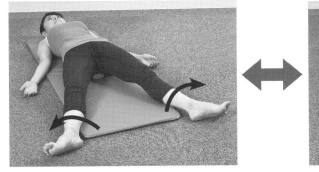
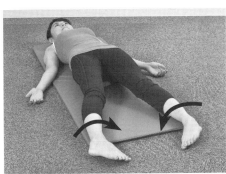

おしりゆりかご

セルフ矯正

部位	目的	ねらい
仙骨	矯正する	仙骨枕と体重を使い仙腸関節に働きかけ、揺らすことによって仙骨の後方変位を矯正します。

セット

仰向けに寝て、仙骨枕をお尻の中央に入れます。両膝を立て、足は腰幅に開きます。

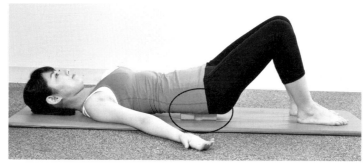
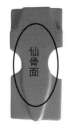

仙骨面を仙骨にあてます（縦置き）

アクション

仙骨を押し込むようにしながら、腰を左右に30往復揺らします。

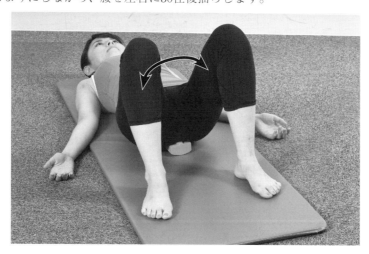

両足カエル

セルフ矯正

部位	目的	ねらい
仙骨	矯正する	仙骨枕と体重を使い仙腸関節に働きかけ、股関節を開くことによって仙骨の後方変位を矯正します。

セット

仰向けに寝て、仙骨枕をお尻の中央に入れます。両膝を立てたら外側に開き、足の裏を合わせます。

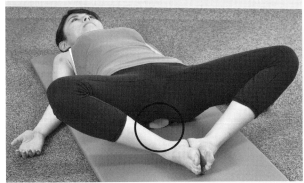
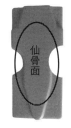

仙骨面を仙骨にあてます（縦置き）

アクション

仙骨を押し込むようにしながら、腰を左右に30往復揺らします。

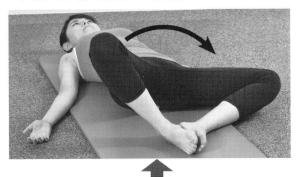

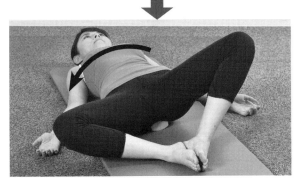

両足カエル開閉 ──────────────── セルフ矯正

部位	目的	ねらい
仙骨	矯正する	仙骨枕と体重を使い仙腸関節に働きかけ、股関節を開閉するとこによって仙骨の後方変位を矯正します。

セット

仰向けに寝て、仙骨枕をお尻の中央に入れます。

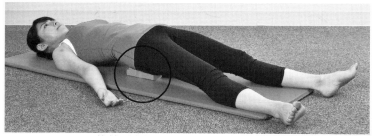
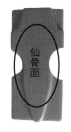

仙骨面を仙骨にあてます(縦置き)

アクション

両膝を立て、仙骨を押し込むようにしながら、足の裏を合わせて膝を開いたり閉じたりを30往復行います。

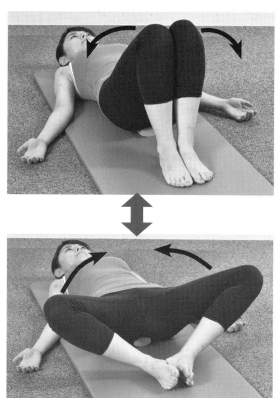

仰向け平泳ぎ

セルフ矯正

部位	目的	ねらい
仙骨	矯正する	仙骨枕と体重を使い仙腸関節に働きかけ、足の重さを使い股関節を回すことによって仙骨の後方変位を矯正します。

セット

仰向けに寝て、仙骨枕をお尻の中央に入れます。両膝を曲げて足を上げます。

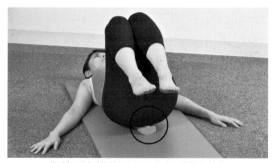
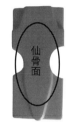

仙骨面を仙骨にあてます（縦置き）

アクション

平泳ぎをするように足を回します。外回し・内回しを各10回行います。

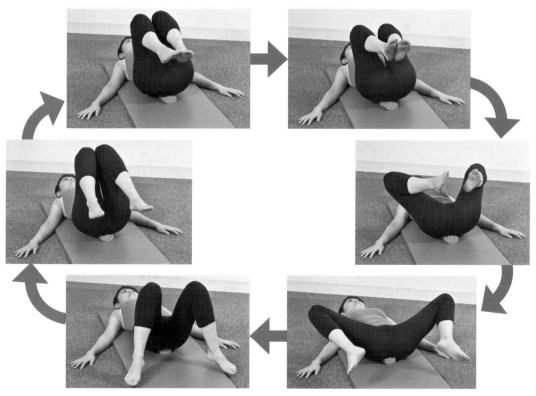

第4章 仙骨枕

腰椎セルフ矯正

セルフ矯正

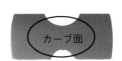
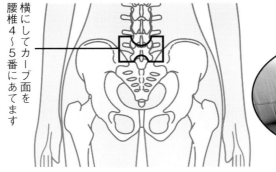

横にしてカーブ面を腰椎4〜5番にあてます

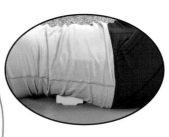

腰を反らせて膝たおし

セルフ矯正

部位	目的	ねらい
腰椎	矯正する	仙骨枕と体重を使い腰椎に働きかけ、足を左右に倒すことによって腰椎の後方変位を矯正します。

セット

仰向けに寝て、仙骨枕を骨盤のすぐ上の腰のあたりに入れます。両膝を立て、足の幅は肩幅より広く開きます。

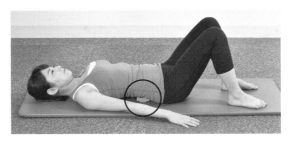
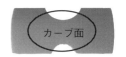

カーブ面を腰椎4〜5番にあてます（横置き）

アクション

両膝を左右に30往復倒します。できるだけ両膝を床につけるように倒します。

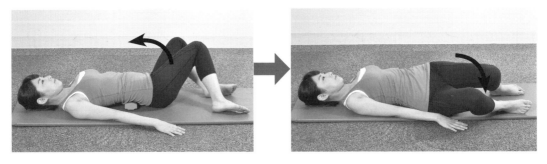

足かけ膝たおし

セルフ矯正

部位	目的	ねらい
腰椎	矯正する	仙骨枕と体重を使い腰椎に働きかけ、反対の足の力を使うことによって腰椎の捻転を矯正します。

セット

仰向けに寝て、仙骨枕を骨盤のすぐ上の腰のあたりに入れます。両膝を立てたら、片足の膝にもう一方の足を乗せます。

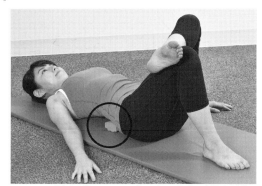
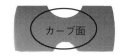

カーブ面を腰椎4〜5番にあてます（横置き）

アクション

乗せた足から引っ張るようにして膝を内側に倒し、元の位置に戻します。10往復行ったら、足を組み替えて同様に行います。できるだけ膝を床につけるように倒します。

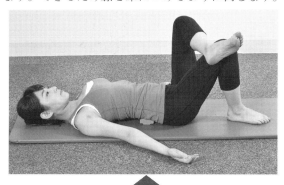

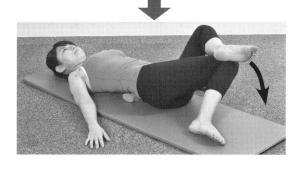

腰椎ゆりかご

セルフ矯正

部位	目的	ねらい
腰椎	矯正する	仙骨枕と体重を使い腰椎に働きかけ、足の上げ下げによって腰椎の後方変位を矯正します。

セット

仰向けに寝て、仙骨枕を骨盤のすぐ上の腰あたりに入れます。両膝を曲げて足を上げ、足を軽く開き、太腿を両手で持ちます。

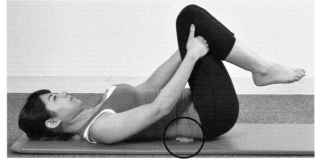
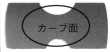

カーブ面を腰椎4～5番にあてます（横置き）

アクション

両手で膝を胸のほうへ引き寄せ、お尻を浮かせます。お尻は浮かせたまま、両手を添えてさらに膝を胸のほうへ引き寄せたり戻したりを揺らすように30往復行います。腰を丸めたり反らせたりを意識しながら徐々に動かす範囲を広げていきます。

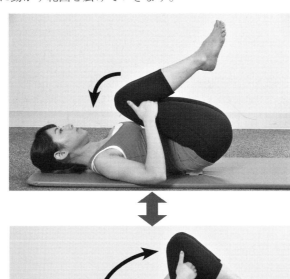

股関節セルフ矯正 ──────────── セルフ矯正

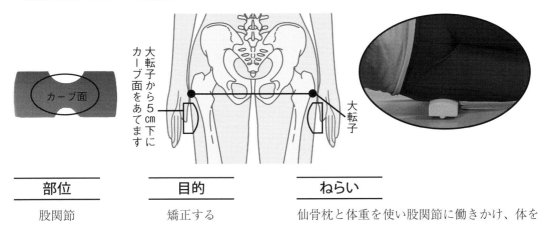

部位	目的	ねらい
股関節	矯正する	仙骨枕と体重を使い股関節に働きかけ、体を傾ける動作によって股関節を矯正します。

セット

片肘をついて横に寝て、上側の手を前について上体を支えます。仙骨枕を下側の足の股関節より少し下あたりに入れます。

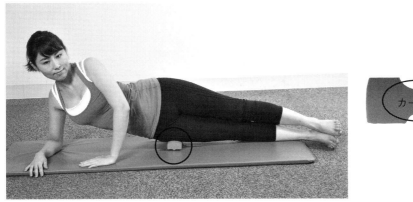
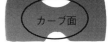

大転子から5cm下にカーブ面があたるように乗ります（横置き）

第4章 仙骨枕

アクション

①②は、仙骨枕があたっているところを押し込むようにしながら30往復動かします。反対側も同様に行います。

①カエル足にして上側の膝から上下

②両足をクロスして後ろ足の踵から上下

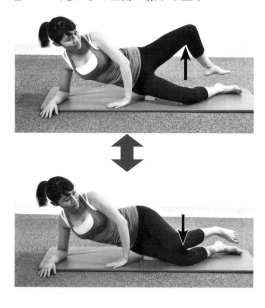
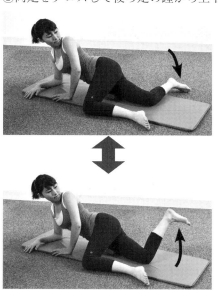

③④は、上体の重みをかけながら骨盤も前に傾け、仙骨枕があたっているところをより押し込むように10往復動かします。反対側も同様に行います。

③片足をクロスして上側の膝と上体を前後

④両足をそろえて骨盤と上体を前後

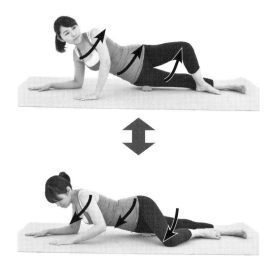
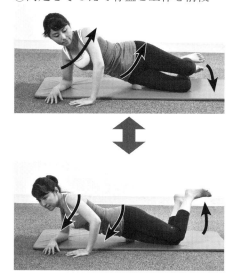

頚椎セルフ矯正

セルフ矯正

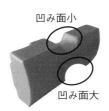
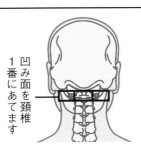

アトラス矯正

頭蓋骨のすぐ下にある首の骨、頚椎の1番をアトラス(環椎)といいます。

部位	目的	ねらい
頚椎	矯正する	頭の重みを使い頚椎の1番に働きかけ、左右・上下の動作によって後方変位を矯正します。

セット

仰向けに寝て両膝を立てたら、仙骨枕を頭蓋骨のすぐ下の頚椎に入れます。

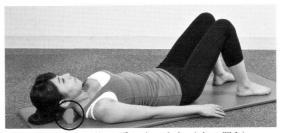

凹み面を頚椎1番にあてます(立て置き)

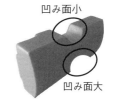

※自分のサイズに合うほうの凹み面を使用します

アクション

仙骨枕に両手を添えて支え、上を向いたり下を向いたり30往復行います。左右の動きも同様に行います。

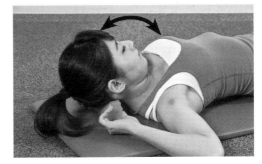

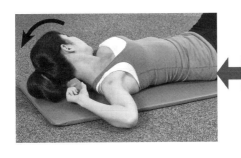
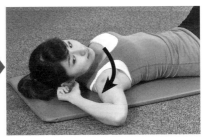

第4章 仙骨枕

頚椎・胸椎セルフ矯正

セルフ矯正

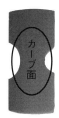
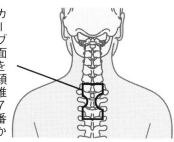

カーブ面を頚椎7番から胸椎3番あたりまであてます

上体の重みで頚椎を押し込む

部位	目的	ねらい
頚椎・胸椎	矯正する	上体の重みを使い仙骨枕をあてた部分に働きかけ、腰を浮かせることによってさらに後方変位を矯正します。

セット

仰向けに寝て、仙骨枕が首の付け根から下にあたるように入れます。両膝を立てたら腰幅に開きます。

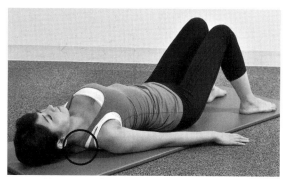
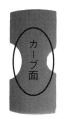

カーブ面を頚椎7番から胸椎3番あたりまであてます（縦置き）

アクション

腰を浮かせ、頚椎を仙骨枕に押しあてたまま、頭を左右に30往復動かします。

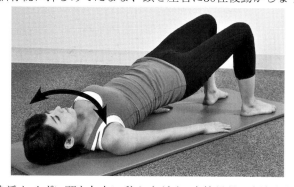

腰を浮かせずに頭を左右に動かすだけでも効果的に行えます。

肩ゆるめ

ROM運動®

部位
肩

目的
ゆるめる

ねらい
上体の重みを使い仙骨枕をあてた部分に働きかけます。特に肩甲上腕関節の内旋によって拘縮した回旋筋群の腱をゆるめます。

セット
四つん這いになり、片方の手を横に伸ばしながら、肩の前側を仙骨枕のカーブの面に乗せます。

アクション
仙骨枕があたっている肩の前側を揉むように、前後に小さく10往復動かします。反対側も同様に行います。

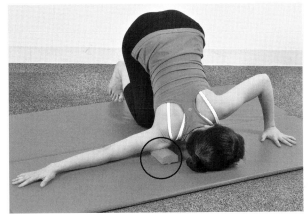
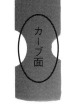

カーブ面に肩の前側をあてます（縦置き）

第5章 トレーニング

第5章 実技 トレーニング

トレーニングの目的	背骨コンディショニング®では、最低限、骨（姿勢）を支える筋肉をつくることを目的とし、独自で調べた神経解剖学に基づいた筋力トレーニングを取り入れています。背骨や関節の歪みは、筋力の低下から起きます。筋力をつけなければ、ゆるめる運動や矯正を続けても、また歪んだ状態に戻ります。筋力を向上させることが、症状の改善には不可欠です。

トレーニングを行う前に

◆トレーニングを行っている間は、呼吸を止めずに行います。

◆骨格を支えるためには速筋を強化することが必要です。最大筋力の67％以上の負荷をかけていきましょう（下記最大挙上重量の目安参照）。

●10回（5〜10回）しか繰り返せないような強い負荷（強度）で行いましょう。（何度か試してみて10回目できついと感じる「重りやバンド」を準備し、トレーニングごとに毎回調整しながら行います）。

◆正しいトレーニングフォームや、目的部位（鍛えている箇所）を常に意識し、反動を使わないように行いましょう。

◆トレーニング後（1セット毎に）ストレッチを行いましょう。（トレーニング＋ストレッチ＝1セット）

◆筋肉への刺激を慣れさせないように負荷（強度）を調整し、漸進的に上げて行きます。

◆まずは2ヵ月、基礎トレーニングをがんばりましょう。効果が出てくるのには、2〜3ヵ月かかりますので根気よく続けましょう。

筋肉を効率よくつくるには！

筋力を強化するには負荷と休息が大切です。速筋を鍛えるには、トレーニングによって、筋線維を傷つける必要があります。その後休息を挟むことで、損傷した筋線維が再合成され、筋トレ前の筋力レベルを一時的に超えるのです。この「超回復」と呼ばれているサイクルに合わせて筋トレを行うことが、筋肉を成長へと導きます。

67％1RM以上の重量が強い筋肉をつくります。筋線維を鍛えるには、負荷をかける必要があります。ギリギリ1回行うことができる重量を100％としたら、67％1RM以上の重量をかけないと速筋は鍛えられません。これから行う筋トレでは、約75％1RMの負荷である10回反復できないくらいの負荷から始めます。

筋力アップには、強度・頻度・正確性、この3つがポイントです。コツコツ続けることで、大きな効果が得られたあとも、止めずに継続して行います。

最大挙上重量の目安

％RM	100％	95％	93％	90％	87％	85％	80％	77％	75％	70％	67％	65％	60％	60％以下
反復回数	1回	2回	3回	4回	5回	6回	8回	9回	10回	12回	15回	18回	20回	20回以上

トレーニング・サイクル

【頻度】2〜3回／週（2〜3日おき）

- ポジティブ……筋肉が縮みながら力を発揮する局面（短縮性筋収縮）
- ネガティブ……筋肉が伸ばされながら力を発揮する局面（伸張性筋収縮）
- キープ………筋肉が縮んだ状態で、動作を起こさず力を発揮する局面（等尺性筋収縮）

	期間	バンドを引っ張る ポジティブ	キープ	戻す ネガティブ	回数	最大筋力
基礎 トレーニング 最大筋力70〜75% （10〜12回続けて 繰り返せる負荷）	10週間	2秒	3秒	2秒	10回× 3セット	10週間 =2ヵ月
バルクアップ （筋肉増大） トレーニング 最大筋力80〜85% （6〜8回続けて 繰り返せる負荷）	1〜2週目	4秒		2秒	6〜8回×2〜3セット	10週間 =2ヵ月
	3〜4週目	6秒			6〜8回× 1〜2セット	
	5〜6週目	8秒				
	7〜8週目	10秒			6〜8回 1セット	
	9〜10週目	12秒				
パワー トレーニング 最大筋力80〜87% （5〜8回続けて 繰り返せる負荷）	1〜2週目	1秒		1秒	6〜8回× 3〜4セット	10週間 =2ヵ月
	3〜4週目 5〜6週目				5回× 5セット	
	7〜8週目 9〜10週目				5回× 6セット	

基礎⇒バルクアップ⇒パワーを6ヵ月毎に繰り返します

バックキック

収縮

部位
大殿筋

ねらい
背中を丸めて行うことにより仙骨後方変位を起こさないようにして、大殿筋に働きかけます。

セット
バンドを足首にかけて2回ほど捻じったら、もう片方の足（軸足）でバンドを踏みます。椅子の座面に手をついたら頭を下げ、背中を丸めます。

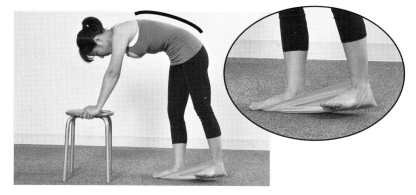

アクション
1. バンドをかけた足の膝を外側に向け、背中を丸めたまま後方へ引き上げます。

2. 足が床につく手前まで戻します。

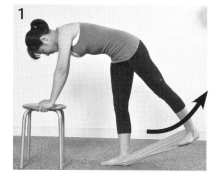
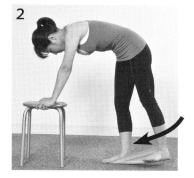

ストレッチ
仰向けに寝て、両膝を立てます。片方の足の膝に反対側の足の外くるぶしをかけて足を組みます。腰のアーチを残したまま下の足の腿を両手で胸に引き寄せます。座位で行う場合は、椅子に浅く座り片足を膝に乗せ背中を曲げずに股関節から腰を前に倒します。

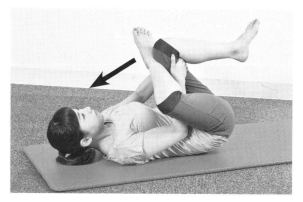
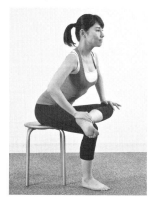

バックランジ

ストレッチ

部位
大殿筋・ハムストリングス・大腿四頭筋

ねらい
片足を後ろに引く動作をすることによりバランスをとる感覚を身につけながら大殿筋や足に働きかけます。

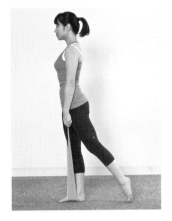

セット
腰幅のスタンスで軽く前後に足を開きます。前足でバンドの中央を踏み、両手でバンドを短く持ちます。

アクション
1．バンドを踏んでいる足に重心を置き、背骨のアーチを維持したまま、もう片方の足を後方へ大きく引きます（大股一歩分）。上体が前傾し過ぎないように注意して、バンドを踏んでいる足の大腿が床と平行になるくらいまで腰を沈めていきます。

2．背骨のアーチを維持したまま、前足で体を引きつけるように戻ります。

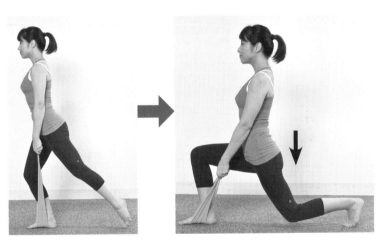

ストレッチ
仰向けに寝て、両膝を立てます。片方の足の膝に反対側の足の外くるぶしをかけて足を組みます。腰のアーチを残したまま下の足の腿を両手で胸に引き寄せます。

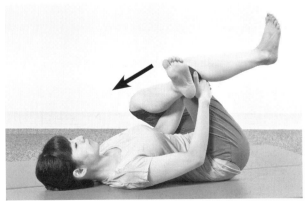

第5章 トレーニング　143

デットリフト

ストレッチ

部位
大殿筋・ハムストリングス・脊柱起立筋

ねらい
バンドの負荷を使い脊柱起立筋や足の後ろ側に働きかけます。

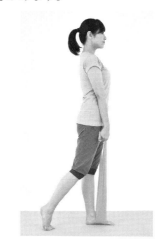

セット
腰幅のスタンスで軽く前後に足を開きます。前足でバンドの中央を踏み、両手でバンドを短く持ちます。

アクション

1. 背骨のアーチを維持したまま上体を前傾させると同時に膝を曲げお尻を後方へ突き出します。

2. 背骨のアーチを維持したまま上体を起こすと同時に膝を伸ばします。

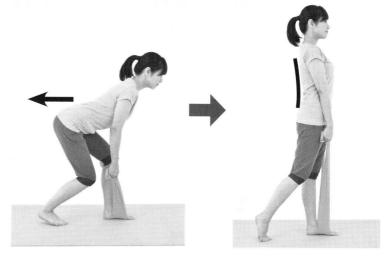

ストレッチ

仰向けに寝て、両膝を立てます。片方の足の膝に反対側の足の外くるぶしをかけて足を組みます。腰のアーチを残したまま下の足の腿を両手で胸に引き寄せます。

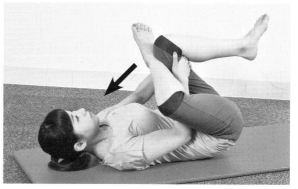

ニーリフト

収縮

部位
腸腰筋

セット
壁の前に立ち、片足でバンドを踏み、もう片方の膝にバンドをかけます。頭とお尻は壁につけ、両手と肩で壁を押すようにして、背骨のアーチを維持して立ちます。

ねらい
バンドの負荷を使い腸腰筋に働きかけます。背中を壁につけることによって力が分散するのを防ぎます。

アクション
1. 背骨のアーチを維持したまま、膝を上げていきます。
2. 足が床につく手前まで戻します。

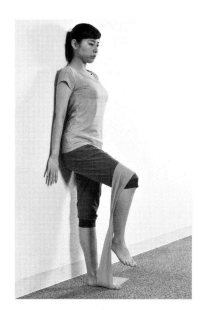

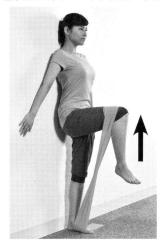

座位で行う場合

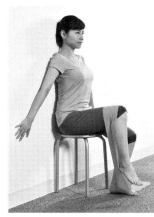

ストレッチ
横向きに寝て、上側の足の甲を同じ側の手で持ちます。踵をお尻につけ、膝を後ろに引きます。

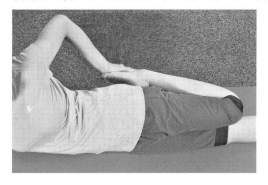

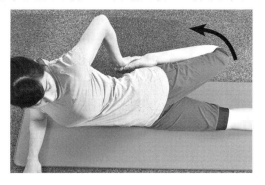

第5章 トレーニング

レッグレイズ

収縮

部位
腸腰筋・大腿四頭筋

ねらい
足の重みを使い腸腰筋に働きかけます。片足を抱え背骨のアーチを維持することによって腸腰筋を緊張させ効果をあげます。

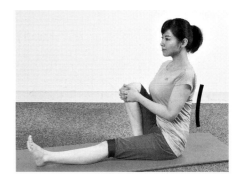

セット
背骨のアーチを維持したまま床に長座になり、片方の足の膝は曲げて両手で抱えます。

アクション
1. 背骨のアーチを維持したまま、伸ばしているほうの足を股関節を軸に持ち上げます。

2. 踵が床につく手前まで戻します。

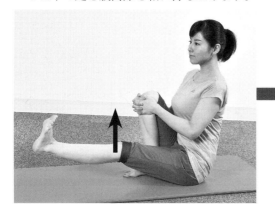
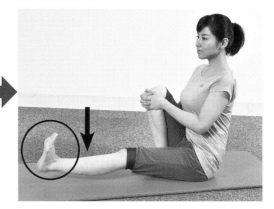

ストレッチ
横向きに寝て、上側の足の甲を同じ側の手で持ちます。踵をお尻につけ、膝を後ろに引きます。

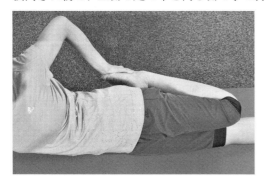
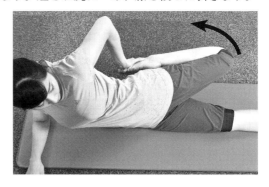

ドンキーカーフレイズ

収縮

部位
下腿三頭筋・足底筋群

ねらい
タオルの段差を使い下腿三頭筋、足底筋群に働きかけます。

セット
膝を伸ばした状態で丸めたタオル上に母趾球の部分で立ちます。背骨のアーチを維持したまま上体を倒して、両手を椅子の座面につきます。

アクション
1. 背骨のアーチを維持し、膝を伸ばしたまま踵を上げ、つま先立ちになります。

2. 踵が床につく手前まで下ろし、坐骨神経をストレッチさせます。

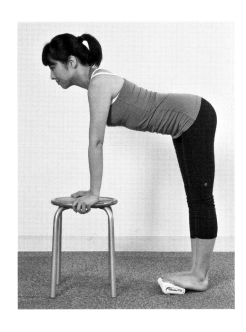

ストレッチ
膝を伸ばした状態で丸めたタオルに母趾球の部分で立ち、踵を床につけます。

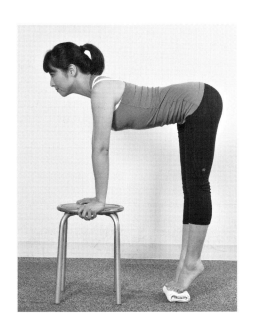

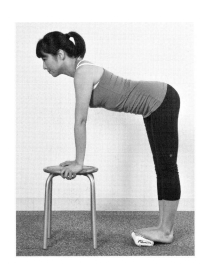

タオルギャザー

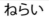

部位

足底筋群

ねらい

タオルを引き寄せることにより足底筋群に働きかけます。

セット

床にタオルを縦に敷き、腰幅のスタンスで軽く前後に足を開きます。前足をタオルに乗せ、つま先を上げます。

アクション

1．足指をしっかりと開いてからタオルをつかみ、踵を支えにしてできるだけ引き寄せます。

2．タオルをゆっくり放し、足の指をしっかり開きます。

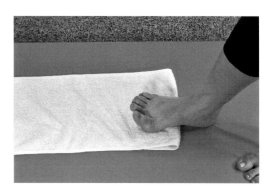

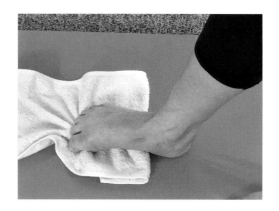

ストレッチ

片足の膝を曲げて座ります。踵をつけ、つま先は上げます。

①つま先を片手で上から覆うように持ち、足の指先から折り曲げます。

②片手をつま先に引っかけるように持ち、足の指先から反らせます。

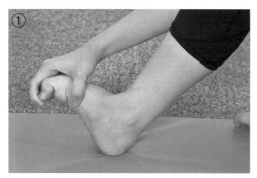

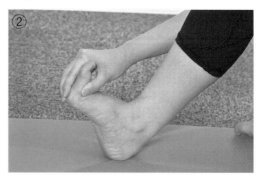

アブダクション

収縮

部位
中殿筋

セット
椅子を横に置き、椅子と反対側の足首にバンドをかけて2回ほど捻じったら、もう片方の足でバンドの端を踏みます。椅子につかまり体を支えます。

アクション
1．バンドをかけたほうの足を、膝を正面に向けたまま、真横に引き上げます。

2．足が床につく手前まで戻します。

ねらい
バンドの負荷を使って中殿筋に働きかけます。立って行うことにより力が分散され、初心者向けになります。

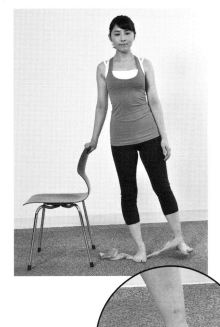

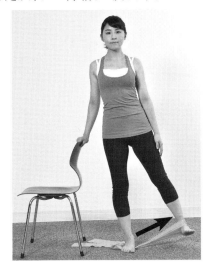

ストレッチ
片足は伸ばし、もう片方の足は膝を曲げて座ります。膝を曲げた足を伸ばした足に交差します。膝を曲げている足を両手で胸に引き寄せ、背骨のアーチを維持したまま、上体を膝を曲げている足のほうへ捻じります。

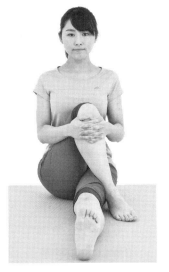

第5章 | トレーニング

アダクション

収縮

部位
内転筋群

セット
椅子を横に置き、椅子側の足首にバンドをかけ椅子の脚にバンドを通したら、もう片方の足でバンドの端を踏みます。椅子につかまり体を支えます。

アクション
1. バンドをかけたほうの足を、膝を正面に向けたまま、真横に引き上げます。

2. 足が床につく手前まで戻します。

ねらい
バンドの負荷を使って内転筋群に働きかけます。立って行うことにより力が分散され、初心者向けになります。

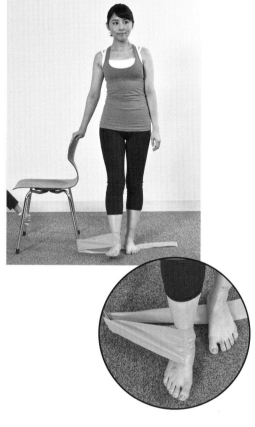

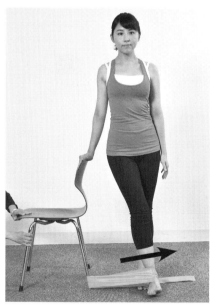

ストレッチ
両足の裏を合わせて座ります。両手で両膝を下方向へ押します。

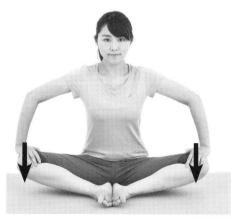

ローワーバック

収縮

部位
脊柱起立筋群

セット
うつ伏せになり、ペットボトルやダンベルなどの重りを首の後ろで持ちます。

ねらい
上半身の重みと重りを使うことによって脊柱起立筋群に働きかけます。3方向行うことによりまんべんなく働きかけます。

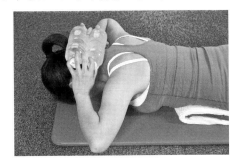

アクション
1. 背中を反らすように上体を起こします。右方向(捻じる)・左方向(捻じる)・前方向(正面)を行います。

2. 身体が床につく手前まで戻します。

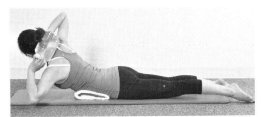

右方向

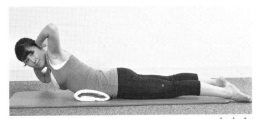

左方向

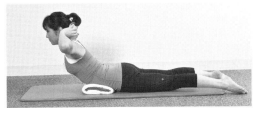

前方向

ストレッチ
足を広げて両膝を曲げて座ります。

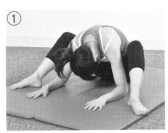

①両手を足の間から床について背中を丸めます。

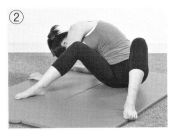

②上体を右に捻じり、両手を右足の外側から床につくように背中を丸めます。

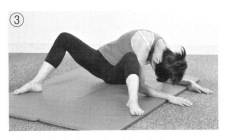

③左側も②と同様に行います。

ローワーバック（椅子）

収縮

部位
脊柱起立筋群

セット
椅子に浅く座ってバンドの中央を両足で踏みます。両手でバンドを短く持ち、背中を丸めます。

ねらい
筋力が弱くうつ伏せのローワーバックができない方に処方するトレーニングです。

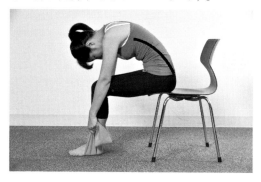

アクション
1. 肘は伸ばしたまま、仙骨に背骨を積み上げ背骨の自然なアーチをつくるように上体を起こします。

2. 坐骨は椅子につけたまま、上のほうから背中を丸めます。

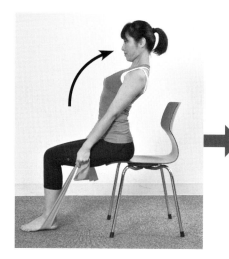

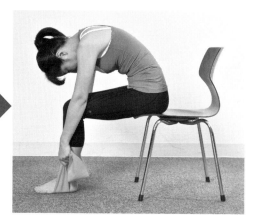

ストレッチ
足を広げて両膝を曲げて座ります。両手を足の間から床について背中を丸めます。

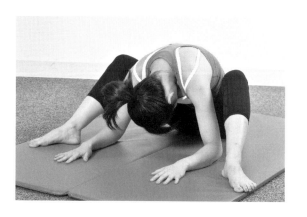

ローワーバック（斜め）

収縮

部位
脊柱起立筋群

ねらい
筋力が弱くうつ伏せのローワーバックができない方に処方するトレーニングです。方向を変えることでまんべんなく働きかけます。

セット
椅子に浅く座ってバンドの中央を片足で踏み、踏んでいる足の反対の手でバンドを短く持ちます。反対側も同様に行い、さらに両足でバンドを踏んで正面でも行います。

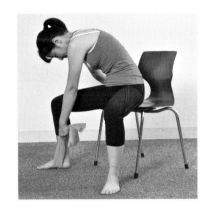

アクション
1．肘は伸ばしたまま、仙骨に背骨を積み上げ背骨の自然なアーチをつくるように上体を起こします。

2．坐骨は椅子につけたまま、上のほうから背中を丸めます。

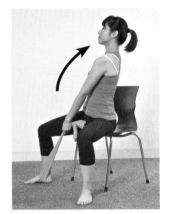

ストレッチ
足を広げて両膝を曲げて座ります。上体を右に捻じり、両手を右足の外側から床につくように背中を丸めます。左側も同様に行ないます。

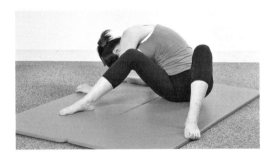
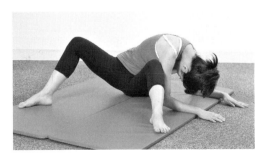

アップライトローイング

`収縮`

部位
僧帽筋・三角筋

セット
腰幅のスタンスで軽く前後に足を開きます。前足でバンドの中央を踏み、バンドをクロスさせて両手で持ちます。

アクション
1. 胸を開くように肩甲骨を寄せながら、バンドを胸の高さまで引き上げます。肘は外側に張り出し、手首よりも高い位置まで上げます。

2. 胸を張り背骨のアーチを維持したまま戻します。

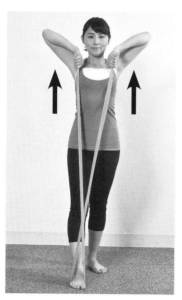

ねらい
バンドの負荷を使い僧帽筋に働きかけます。バンドをクロスすることによって力の分散を防ぎ効かせにいきます。

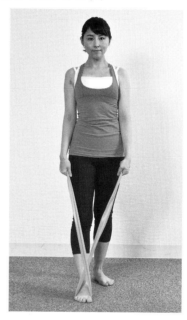

ストレッチ
左手を後ろに回し、右手で手首をつかみ引っ張ります。首は右側に倒します。反対も同様に行います。

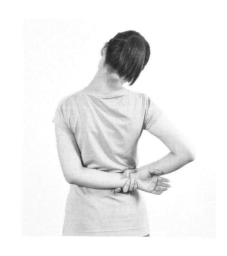

ハイエルボーローイング

収縮

部位
菱形筋

ねらい
バンドの負荷を使い（大・小）菱形筋に働きかけます。肘を肩の高さまで上げることにより菱形筋に効かせにいきます。

セット
両肘を軽く曲げて腰を立て、背骨のアーチを維持したまま座ります。バンドの中央を両足の裏にかけ、両手でバンドを持ちます。

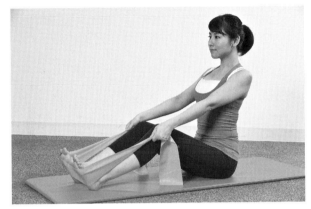

アクション
1. 肘が肩の高さにくるように、両脇を開きながら肘を曲げ、胸を開くように肩甲骨を寄せます。

2. 胸を張り背骨のアーチを維持したまま戻します。

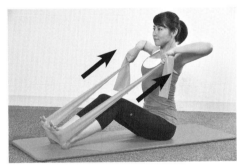

ストレッチ
両手を胸の前で組みます。その両手を体の前方に突き出しながら背中を丸めます。肘を軽く曲げたまま横へ張り、肩甲骨を引き離します。

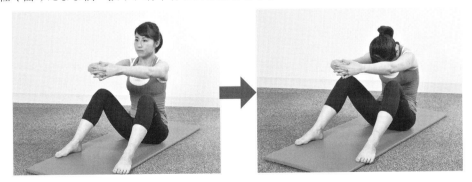

第5章 トレーニング

外旋ローイング　上下

収縮

部位
菱形筋・三角筋後部・棘下筋・小円筋

ねらい
バンドの負荷を使い前腕を外旋させながらローイングすることによって菱形筋と棘下筋・小円筋に働きかけます。

セット
両膝軽く曲げて腰を立て、背骨のアーチを維持したまま座ります。バンドの中央を両足の裏にかけ、両手でバンドを持ちます。

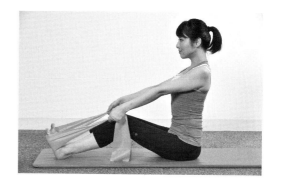

アクション

1. 肘が肩の高さにくるように、両脇を開きながら肘を曲げ、胸を開くように肩甲骨を寄せます。その後、肩関節を外旋させながら肘を支点に手の甲を後方に引き上げます。

2. 胸を張り背骨のアーチを維持したまま、前腕が床と平行になるまで戻した後、全体を戻します。

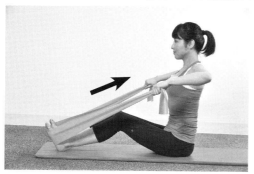
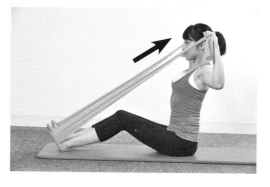

ストレッチ
両手を胸の前で組みます。その両手を体の前方に突き出しながら背中を丸めます。肘は軽く曲げたまま横へ張り、肩甲骨を引き離します。

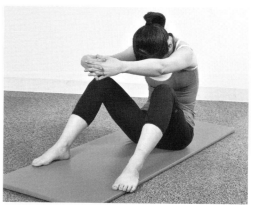

外旋ローイング　開閉

収縮

部位
菱形筋・棘下筋・小円筋

セット
両膝を軽く曲げて腰を立て、背骨のアーチを維持したまま座ります。バンドの中央を両足の裏にかけ両手でバンドを持ちます。

ねらい
バンドの負荷を使い前腕を外旋させながらローイングすることによって菱形筋と棘下筋・小円筋に働きかけます。

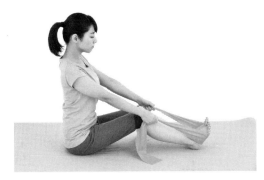

アクション

1. 両脇を閉めながら肘を曲げ、胸を開くように肩甲骨を寄せます。その後、脇を閉めたまま、肩関節を外旋させます。

2. 胸を張り背骨のアーチを維持したまま、前腕を戻した後、全体を戻します。

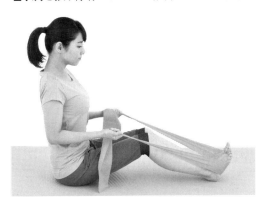

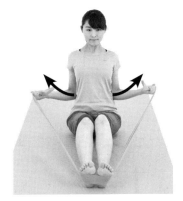

ストレッチ
両手を胸の前で組みます。その両手を体の前方に突き出しながら背中を丸めます。肘は軽く曲げたまま横へ張り、肩甲骨を引き離します。

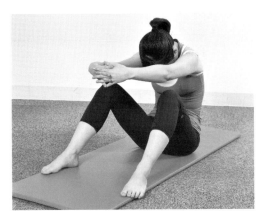

ワイドプッシュアップ

ストレッチ

部位
大胸筋・三角筋・上腕三頭筋

ねらい
上半身の重りを使い大胸筋・三角筋・上腕三頭筋に働きかけます。手を広くすることにより胸鎖関節・胸肋関節を開くことをねらいます。また、上半身の前後の筋力のバランスを整えます。

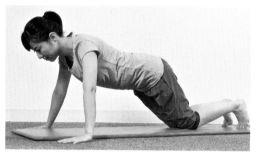

セット
両足を揃えて膝をつきます。手は肩幅の2倍に開き、両腕で上体を支えます。
肩甲骨を寄せ、背骨のアーチを維持します。

アクション
1. 頸椎下部から胸椎上部を押し込むように肩甲骨を寄せながら、肘を曲げていきます。

2. 背骨のアーチを維持したまま、肘を伸ばして戻します。慣れたら膝を伸ばして行います。

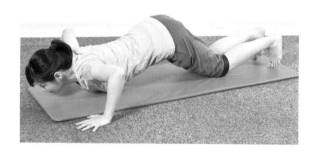

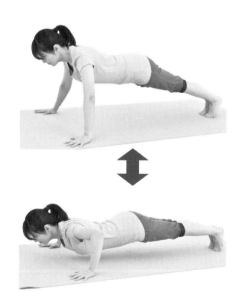

ストレッチ
両手を体の後ろで組み、肩甲骨を寄せ胸を張ります。その両手を後方に引っ張りながらさらに胸を張ります。

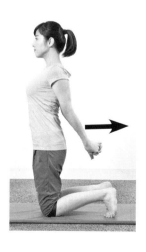

ショルダープレス

収縮

部位
三角筋

ねらい
バンドの負荷を使いローテーターカフの共働筋の三角筋に働きかけます。

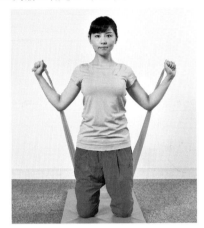

セット
背骨のアーチを維持したまま、腰幅のスタンスで両膝立ちになります。つま先を床に立て、膝と床の間にバンドを通したら両手で持ち、両手を肩の高さまで引き上げます。

アクション
1. 背骨のアーチを維持したまま、腕で顔を挟むように肘を伸ばし、バンドを引き上げます。

2. 肘を横に突き出すように肘を曲げていき、両肘が肩の高さにくるまで戻します。

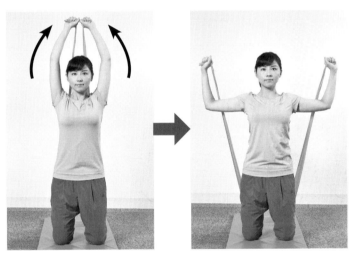

ストレッチ
片腕を体の前で伸ばします。もう片方の腕は肘を曲げ、伸ばした腕に交差させます。伸ばした腕を反対の腕で体に引き寄せます。

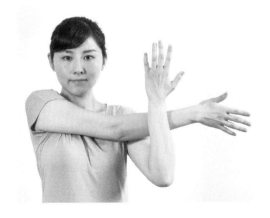

ショルダーローテーション

収縮

部位
三角筋・棘下筋・小円筋

セット
肩幅のスタンスで軽く前後に足を開きます。前足でバンドの中央を踏み、両手で持ちます。肘は直角に張り、肩、肘、手首が同じ高さになるまで引き上げます。

アクション
1. 肘の高さを維持したまま、肩関節を外旋させ、肘を支点に手の甲を後方に引き上げます。

2. 胸を張り背骨のアーチを維持したまま、前腕を戻します。

ねらい
バンドの負荷を使ってローテーターカフと共働筋の三角筋に働きかけます。

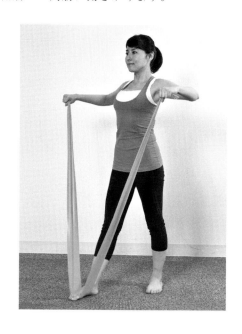

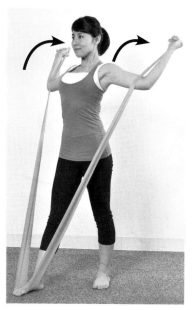

ストレッチ
片腕を体の前で伸ばします。もう片方の腕は肘を曲げ、伸ばした腕に交差させます。伸ばした腕を反対の腕で体に引き寄せます。

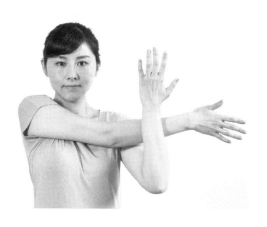

リアデルト

収縮

部位
菱形筋・三角筋後部

ねらい
バンドの負荷を使い菱形筋・三角筋後部に働きかけます。腕が肩の高さにくるように、肘の角度を保ちながら行うことによって意識しやすくして特に菱形筋に働きかけます。

セット
両膝を軽く曲げて腰を立て、背骨のアーチを維持したまま座ります。バンドの中央を両足の裏にかけ、両手でバンドを持ちます。

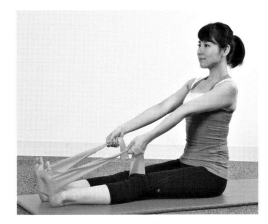

アクション
1. 腕が肩の高さにくるように、肘の角度は保ちつつ、胸を開くように肩甲骨を寄せます。

2. 胸を張り背骨のアーチを維持したまま腕を戻します。

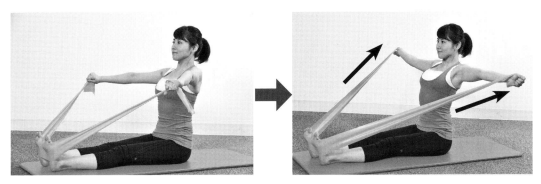

ストレッチ
両手を胸の前で組みます。その両手を体の前方に突き出しながら背中を丸めます。肘は軽く曲げたまま横へ張り、肩甲骨を引き離します。

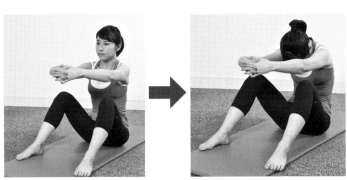

チンイン

収縮

部位	ねらい
首	枕やクッションの反発力を使い首に働きかけます。

セット

柔らかい枕かクッションなどに頭を乗せて仰向けに寝て、顎を引きます。

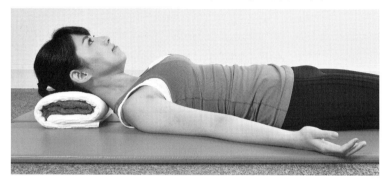

アクション

1. 顎を引いたまま、頭を枕に押しつけます。　　2. 顎を引いたまま戻します。

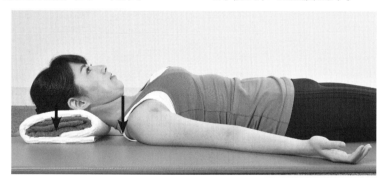

ストレッチ

両手で後頭部を覆うようにします。背骨のアーチを維持したまま顎を引きます。

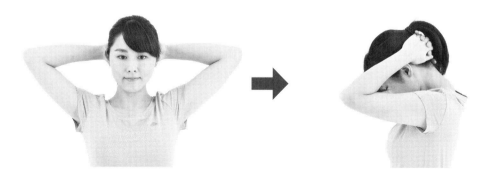

ネックカール

収縮

部位
首

セット
枕をしないで仰向けに寝て、額に人差し指をあてます。

ねらい
手による負荷と頭の重みを使って首に働きかけます。指の本数、掌を使い分けることにより細かな負荷をかけることができます。

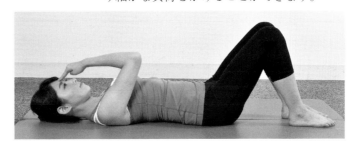

アクション

1. 額に指を押しつけながら頭を上げていきます。指は頭を押し戻すように負荷をかけますが、それに抵抗するように頭を上げていきます。

2. 指の頭を押し戻す負荷に抵抗しながら頭の位置を戻します。慣れてきたら、指の本数を増やすか掌を使います。

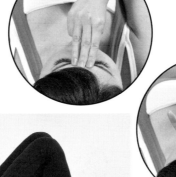

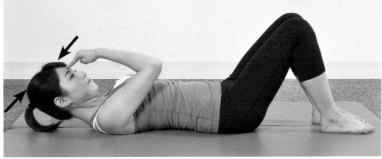

ストレッチ
片手で片方の鎖骨を押えます。押えた鎖骨と反対側に首を傾けます。反対側も同様に行います。

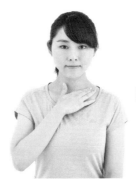
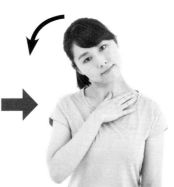

ネックカール　横向き

収縮

部位
首

ねらい
手による負荷と頭の重みを使って首に働きかけます。指の本数、掌を使い分けることにより細かな負荷をかけることができます。

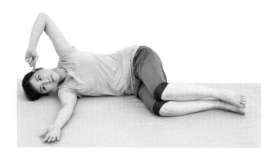

セット
横向きに寝て、片手の人差し指を側頭部にあてます。

アクション
1．側頭部に人差し指を押しつけながら頭を上げていきます。手は頭を押し戻すように負荷をかけますが、それに抵抗するように頭を上げていきます。

2．指の頭を押し戻す負荷に抵抗しながら頭の位置を戻します。慣れてきたら、指の本数を増やすか掌を使います。

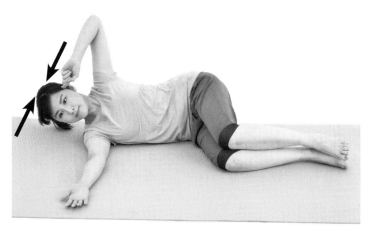

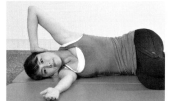

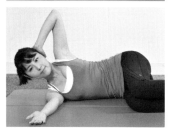

ストレッチ
片手で反対側の側頭部を覆うようにします。背骨のアーチを維持したまま、覆っている手のほうへ頭を傾けます。

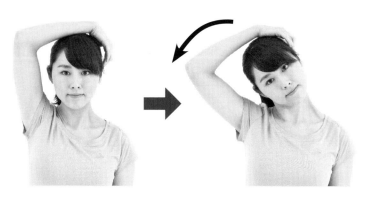

ネックサイドベンド　頭横押え

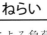

部位
首

セット
人差し指を側頭部にあてます。

アクション

1. 側頭部に指を押しつけながら頭を反対の方向へ傾けていきます。指は頭を押し戻すように負荷をかけますが、それに抵抗するように頭を傾けていきます。

2. 指の頭を押し戻す負荷に抵抗しながら頭の位置を戻します。慣れてきたら、指の本数を増やすか掌を使います。

ねらい
手による負荷を使って首に働きかけます。指の本数、掌を使い分けることにより細かな負荷をかけることができます。

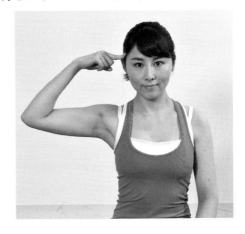

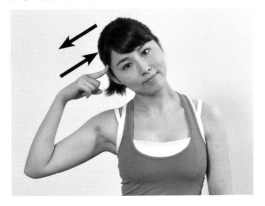

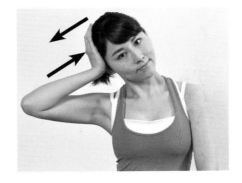

ストレッチ
片手で反対側の側頭部を覆うようにします。背骨のアーチを維持したまま、覆っている手の方へ頭を傾けます。

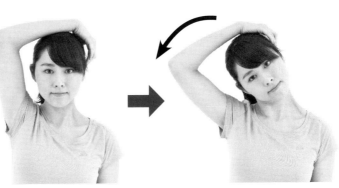

著者紹介

背骨コンディショニング創始者　**日野秀彦**（ひの ひでひこ）
公益財団法人日本健康スポーツ連盟公認　プロフェッショナル生涯スポーツトレーナー

北海道札幌市生まれ、札幌市在住。日本イエスキリスト教団札幌羊ヶ丘教会 教会員。日本最大手スポーツクラブの第一期フィットネスディレクターとして、フィットネス、アスリート、不定愁訴改善等のさまざまな運動プログラムを開発、プロデュースし、その後独立。聖書の『いやし』をヒントに、「背骨コンディショニング」を考案、背骨コンディショニングによって、手術しても治らない症状を改善し、2015年度は延べ7500人に背骨コンディショニングの背骨矯正、体操指導を行い、医療費に換算して9億6千万円を削減。著書に『背骨コンディショニングで坐骨神経痛は治る！』『首のこりと痛みが消えた！背骨コンディショニング』（いずれも主婦の友社）、『20万人の腰痛を治した！背骨コンディショニング』、『(DVDでよくわかる！) 20万人の腰痛を治した！背骨コンディショニング』、『足と腰の痛み 我慢するほど悪くなる』（いずれもアチーブメント出版）、『寝るだけで腰痛が消える！仙骨枕つき背骨コンディショニング』（宝島社）などがある。

背骨コンディショニング協会執筆協力者

片岡志保　　背骨コンディショニング協会　副理事長・プログラム総括

山田勝大　　背骨コンディショニング協会　広報担当理事

岸田兼一　　背骨コンディショニング協会　専務理事

川北淳士　　背骨コンディショニング協会　総務担当理事

山口紋子　　背骨コンディショニング協会プログラム担当

小池奈々子　背骨コンディショニング協会プログラム担当

玉置潤子　　背骨コンディショニング協会プログラム担当

荻　房子　　背骨コンディショニング協会プログラム担当

山田桃世　　背骨コンディショニング協会プログラム担当

生涯スポーツトレーナー技術編
背骨コンディショニング インストラクター教本

2018年4月15日　　第1刷発行

著者　　日野秀彦
発行者　　水嶋章陽
発行所　　学校法人 国際学園
　　　　〒802-0077　　福岡県北九州市小倉北区馬借1丁目1-2
　　　　☎ 093-531-5331
発売所　　株式会社 星雲社
　　　　〒112-0005　　東京都文京区水道1丁目3-30
　　　　☎ 03-3868-3275
印刷所　　株式会社 公栄社
ISBN 978-4-434-24599-2
ⓒHidehiko Hino

法律で認められた場合を除いて、本書からの複写・転載（電子化を含む）は禁じられています。
また、代行業者の第3者による電子データ化および書籍化はいかなる場合も認められません。